Manual de Primeros Auxilios

EDICIONES UNIVERSIDAD CATÓLICA DE CHILE
Vicerrectoría de Comunicaciones
Alameda 390, Santiago, Chile

editorialedicionesuc@uc.cl
www.ediciones.uc.cl

Manual de Primeros Auxilios

Maximiliano Zamora Helo
Claudio Nazar Jara
Fernando Pimentel Müller

Diciembre 2015
ISBN N° 978-956-14-1727-4

Diseño:
versión | producciones gráficas Ltda.

CIP - Pontificia Universidad Católica de Chile

Manual teórico de primeros auxilios / Maximiliano Zamora Helo, Claudio Nazar Jara, Fernando Pimentel Müller, editores.

Incluye bibliografías.

1. Primeros auxilios – Manuales.
I. Zamora Helo, Maximiliano, ed.
II. Nazar Jara, Claudio, ed.
III. Pimentel Müller, Fernando, ed.

2015 616.0252 + DC23 RCAA2

FACULTAD DE MEDICINA

Manual de Primeros Auxilios

EDITORES
Maximiliano Zamora Helo
Claudio Nazar Jara
Fernando Pimentel Müller

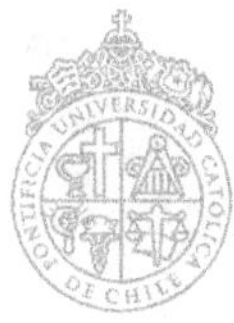

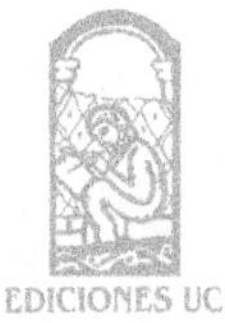

EDICIONES UC

CONTENIDOS

PRÓLOGO

Este manual fue realizado durante el 2014 por alumnos desde tercero a séptimo año de la carrera de medicina de la Pontificia Universidad Católica de Chile, ayudantes del curso de "Primeros auxilios y solidaridad", docentes de la División de Anestesiología, Departamentos de Cirugía Digestiva, Cirugía Plástica y Traumatología de la División de Cirugía, y los doctores Fernando Pimentel, jefe del curso descrito, Claudio Nazar, encargado de la docencia de pregrado de la División de Anestesiología, y Maximiliano Zamora, ayudante jefe del curso de "Primeros auxilios y solidaridad".

El objetivo fundamental de este manual es facilitar la comprensión de la población general de las principales situaciones de emergencia médicas y de las técnicas básicas de primeros auxilios de utilidad en situaciones críticas.

Además, este manual busca complementar el curso teórico-práctico impartido en la Escuela de Medicina de la Pontificia Universidad Católica de Chile para alumnos de distintas carreras de nuestra universidad, la mayoría no pertenecientes al área de la salud, haciendo énfasis en la práctica de las técnicas de primeros auxilios más que en su comprensión teórica.

Agradecemos y dedicamos este manual a todos los alumnos que alguna vez han cursado "Primeros auxilios y solidaridad" y a aquellos que se entusiasmen con tomar el curso una vez leído nuestro trabajo.

Asimismo, agradecemos a nuestras familias y colegas por su desinteresado y continuo apoyo para la realización de este manual.

Los Editores

INTRODUCCIÓN: ¿QUÉ SON LOS PRIMEROS AUXILIOS Y CUÁL ES LA UTILIDAD DE INCORPORARLOS A NUESTROS CONOCIMIENTOS?

Sofía Herrera A. · Maximiliano Zamora H. · Claudio Nazar J. · Fernando Pimentel M.

La Organización Mundial de la Salud (OMS) (Cuadro 1) define accidente como un suceso, generalmente prevenible, que provoca o tiene el potencial de producir una lesión. Es así como cualquiera de nosotros puede verse enfrentado a un accidente en algún momento de su existencia, sin previo aviso, pudiendo afectar la vida, integridad física, salud propia y/o la de otros.

Cuadro 1 · Organización Mundial de la Salud

> Es la autoridad directiva y coordinadora de la acción sanitaria de la Organización de las Naciones Unidas. Surge en 1945 y comienza su accionar en 1948. Desde entonces ha sido responsable de liderar asuntos sanitarios mundiales, investigaciones en salud, establecer normativas globales, articular políticas sanitarias basadas en la evidencia, prestar apoyo técnico a los países y vigilar las tendencias sanitarias en los diferentes países.

Generalmente, este suceso causa un gran impacto emocional en quienes lo viven, provocando que quienes quieran ayudar no logren realizarlo de manera óptima, aun deseando hacerlo. Debido a lo anterior es necesario un abordaje sistemático, organizado y apoyado por evidencia científica para brindar ayuda en situaciones de emergencia; además de dominar la técnica de las distintas maniobras de rescate.

Cabe diferenciar el concepto de urgencia y el de emergencia, correspondiendo ambos a un evento repentino, imprevisto y potencialmente dañino que lleva a tomar medidas de prevención, protección y control para minimizar sus consecuencias. En el caso de la emergencia, este accionar debe ser efectuado de manera inmediata, debido a que el tiempo que transcurre entre el accidente y los primeros auxilios puede ser determinante para la sobrevida de la víctima y/o la disminución de eventuales secuelas.

Los primeros auxilios son definidos por la Cruz Roja (Cuadro 2) como la atención inmediata y temporal que se presta a víctimas de accidentes o de una enfermedad repentina, antes y hasta la llegada de una ambulancia y/o personal médico. Es decir, precisa que los principales actores y responsables de los primeros auxilios sean personas, muchas veces no relacionadas directamente con la atención de salud, que estén cerca de la o las víctimas en el momento del accidente y cuya atención será determinante a la hora de definir mortalidad o pronóstico de salud y, asimismo, definirá la posibilidad de un rescate posterior por personal especializado.

Cuadro 2 · Cruz Roja

- El movimiento internacional de la Cruz Roja y la Media Luna Roja es la mayor red humanitaria del mundo, actualmente con sedes en la gran mayoría de los países.
- Nace en 1859, en reacción al macabro escenario de los heridos de la batalla del Solferino (Italia). Con el tiempo sus objetivos y campos de acción han aumentado, pero se conservan los principales: promoción de los valores humanitarios, preparación para desastres, intervención en caso de estos y prevención de la salud en la comunidad. Es de carácter voluntario, social, humanitario, imparcial y neutro, por lo que es protegido por diversas leyes internacionales.

La American Heart Association (AHA) nos muestra que del total de episodios de paro cardiorrespiratorio, definido como la pérdida abrupta de la función cardíaca en una persona que puede o no tener una enfermedad cardíaca diagnosticada, 88% se produce en el ámbito ambulatorio, lejos de un centro hospitalario. De estos, solo 32% recibe los primeros auxilios adecuados, teniendo en cuenta que las maniobras de resucitación cardiopulmonar básicas aumentan la probabilidad de sobrevida de las víctimas al doble o, incluso, al triple.

El objetivo de este manual es aportar a los lectores conocimientos básicos sobre los primeros auxilios y sus técnicas más comúnmente utilizadas, las cuales son de fácil aprendizaje y aplicación, ya que la mayoría de las veces serán personas no asociadas a la atención de salud las primeras en acudir al auxilio de las víctimas de un accidente. De ahí la necesidad de preparación y entrenamiento en primeros auxilios, los cuales implican cuidados inmediatos, sencillos y temporales, siendo necesarios solo algunos conocimientos básicos de fisiología y fisiopatología, además de la práctica de maniobras de rescate.

Esperamos que este manual sea de gran utilidad para el aprendizaje teórico del manejo de situaciones de emergencias. Sin embargo, no basta solo con la lectura de este, requiriendo complementar estos conocimientos con la práctica de cada una de las maniobras de primeros auxilios en escenarios simulados-controlados de emergencia.

Los invitamos cordialmente a formar parte de un grupo de personas informado y entrenado en primeros auxilios, responsables de la seguridad de su comunidad y portadores de un mensaje de esperanza: mejorar la calidad de vida de las personas y seres queridos que sufren accidentes o enfermedades agudas graves.

Referencias

1. Federación Internacional de Sociedades de la Cruz Roja y de la Media Luna Roja. Manual del voluntario. Primera edición. Ginebra, Suiza. 2010.
2. American Heart Association. About cardiac arrest. Dallas, USA. 2013, disponible en http://www.heart.org/HEARTORG/Conditions/More/CardiacArrest/About-Cardiac-Arrest_UCM_307905_Article.jsp
3. American Heart Association. CPR Statistics. Dallas, EE UU. 2011, disponible en http://www.heart.org/HEARTORG/CPRAndECC/WhatisCPR/CPRFactsandStats/CPR-Statistics_UCM_307542_Article.jsp

CAPÍTULO 1
EMERGENCIA, CADENA DE RESCATE Y MEDIDAS BÁSICAS

Maximiliano Zamora H. · Roberto Coloma D. · Claudio Nazar J.

Introducción

Uno de los pilares de los primeros auxilios es saber reconocer y actuar en las principales emergencias a las que nos podemos ver enfrentados. La Real Academia Española de la Lengua define emergencia como una "situación de peligro o desastre que requiere una acción inmediata". A lo largo de este manual se evidenciará que las situaciones de emergencia se deben principalmente a dos causas: accidentes y enfermedades. Los accidentes son acontecimientos involuntarios e inesperados como golpes, caídas, mordeduras, quemaduras, intoxicaciones, accidentes de tránsito, entre otros. Por otro lado, en el caso de los primeros auxilios las enfermedades relevantes son aquellas que pueden llegar a comprometer la vida de las personas, como un infarto agudo al miocardio, crisis convulsivas, accidentes vasculares encefálicos, crisis asmáticas, entre otras.

Estas acciones inmediatas que se realizan en situaciones como las anteriormente descritas, tienen la virtud de ser aplicables como enfrentamiento inicial ante cualquier situación de emergencia y son las que discutiremos a lo largo de este capítulo.

Cadena de rescate y medidas inmediatas

La cadena de rescate se define como "una serie de acciones que se deben realizar ante una situación de emergencia, requiriendo de nuestra intervención y primeros auxilios desde el momento en el que llegamos al lugar de los hechos". Esta cadena o pasos a seguir es la que debe ser utilizada en todas las situaciones de emergencia, teniendo en cuenta la siguiente secuencia:

1. Medidas inmediatas
2. Llamada de emergencia
3. Primeros auxilios
4. Servicios avanzados de rescate
5. Hospital o clínica (manejo intrahospitalario)

Las tres primeras se destacan porque serán tratadas a lo largo de este texto y porque pueden ser realizadas por personas no asociadas a la atención de salud (también llamados personal lego). La reanimación cardiovascular básica será tratada en un capítulo aparte. Los servicios de rescate y manejo intrahospitalario están a cargo del personal de salud, a quienes se debe entregar el liderazgo de los primeros auxilios en cuanto aparezcan en la escena de la emergencia. Es importante reiterar que los primeros tres pasos de la cadena de rescate pueden (y deben) ser realizados por las personas que se encuentran en el lugar del suceso, comenzando por aquellos entrenados en primeros auxilios. Para realizar lo anterior es muy importante actuar de manera segura y mantener la calma con el fin de ayudar a la víctima.

Primer paso de la cadena de rescate: medidas inmediatas

Estas son básicamente tres:

1. **Reconocer la situación:** Es preguntar: ¿qué es lo que pasó? y/o entrevistar a las víctimas que se encuentren en el lugar y/o a la gente que estaba observando el evento. De ser posible, formarse una idea clara del incidente. Ejemplo 1: reconocer que se trata de un accidente automovilístico, cuántos heridos hay, evaluar si hay víctimas inconscientes o graves. Ejemplo 2: al enfrentarse a un adulto mayor tirado en el piso, preguntar si alguien presenció el evento, si la víctima tenía síntomas previo al colapso y/o algún antecedente de salud, etcétera.
2. **Evaluar los riesgos del lugar:** Ocuparse de las cosas que podrían interferir con los primeros auxilios. Si se observa a alguien inconsciente en medio de una autopista, primero debe evaluarse que no hayan autos pasando, ya que esto podría ser mortífero tanto para la víctima como para el rescatista. Antes de realizar los primeros auxilios hay que disminuir al mínimo los riesgos asociados al rescate. Ejemplo 1: en el caso anterior, es prioritario llevar a la víctima a un lugar seguro y NO comenzar con

maniobras de reanimación en medio de la autopista. Ejemplo 2: alejarse de zonas de alto riesgo, como incendios o derrumbes, antes de realizar las medidas básicas de reanimación.

3. **Actuar:** Ejecutar las medidas básicas, que incluyen todas las acciones que nos permiten controlar la situación de manera inicial, logrando una comprensión global del estado general de la víctima, previamente a la llamada de emergencia.

Medidas básicas

Son parte del primer eslabón de la cadena de rescate. Lo primero es evaluar la situación, descartando la presencia de eventuales riesgos tanto para los rescatistas como para las víctimas.

En el caso de que exista un peligro real (por ejemplo, riesgo inminente de explosión o incendio), debemos movilizar a la víctima a un lugar que sea seguro antes de brindarle los primeros auxilios. En este sentido es importante tener claro que siempre debemos preferir dar asistencia en el lugar del accidente y que la movilización previa del herido se reserva solo para los casos en los que haya un peligro inminente, pues el traslado podría agravar las heridas de la víctima. Para movilizar al herido o enfermo, podemos utilizar maniobras como el arrastre o maniobra de Rautek (Figura 1-1).

- **Maniobra de arrastre:** Debe utilizarse para mover a una víctima inconsciente que no presente daño en el cuello, ojalá no más de 10 metros y en un terreno que sea liso, considerando que las dimensiones (peso y talla) de la persona hagan posible esta maniobra. Se recomienda hacer lo siguiente:
  1. Coloque los brazos cruzados de la víctima sobre el tórax. Sitúese detrás de la cabeza y colóquele sus brazos por debajo de los hombros (a nivel de ambas axilas), sosteniéndole con ellos el cuello y la cabeza (Figura 1-1).
  2. Arrástrela por el piso.
  3. Si la víctima tiene un abrigo o chaqueta, desabroche y tire de él hacia atrás, de forma que la cabeza descanse sobre la prenda. Arrástrela por el piso, agarrando los extremos de la prenda de vestir (abrigo, chaqueta o camisa), similar a como lo haría con una hamaca.

FIGURA 1-1 · MANIOBRA DE RAUTEK

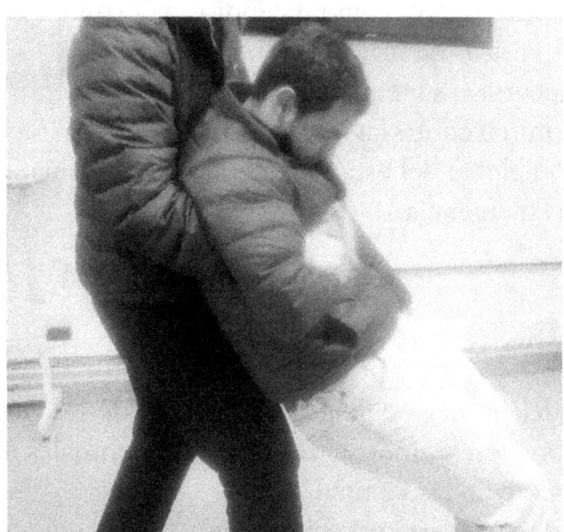

Luego de haber evaluado la situación y de minimizar los riesgos, debemos evaluar a la víctima. La situación más emergente y de mayor importancia que debemos confirmar o descartar es la presencia de un paro cardiorrespiratorio (PCR). Este cuadro clínico implica la detención de la circulación de la sangre por diversas causas, por lo que existe una ausencia de transporte de oxígeno hacia nuestros órganos, como cerebro, corazón y pulmones, los que dejan de funcionar. Esto se refleja en que la víctima en "paro" no responde (inconsciente), no respira y no tiene pulso. Esta es una situación que necesita un manejo inmediato, implicando efectuar la llamada de emergencia antes de comenzar con los primeros auxilios, que en este caso son las compresiones torácicas. Es por lo anterior que cuando vemos a una víctima inconsciente (que no responde a estímulos verbales y táctiles) y que no respira o respira mal (jadeo), es suficiente para establecer que se encuentra en "paro", debiendo iniciarse la reanimación cardiopulmonar (RCP) de manera inmediata. Buscar pulsos no está recomendado para los rescatistas que no forman parte del equipo de salud, por la dificultad técnica y tiempo de demora que implica hacerlo. Evaluar el estado de conciencia y la respiración resulta más rápido, fácil y efectivo, puesto que son estimaciones que se pueden realizar sin siquiera tocar al sujeto. Las guías de soporte vital básico de la American Heart Association (AHA) son las que entregan estos algoritmos, diseñando la sigla CAB, refiriéndose a

Circulation (circulación sanguínea), **A**irway (vía aérea) y **B**reathing (respiración). Esta sigla nos recuerda que ante cualquier situación en que se requiere evaluar a una víctima, lo primero es descartar o reconocer el "paro", evaluando la circulación a través del estado de conciencia y respiración del paciente, como se mencionó anteriormente. Las personas no pertenecientes al equipo de salud no deben buscar pulsos para evaluar la circulación sanguínea ante la sospecha de un paro cardiorrespiratorio. Las otras partes de la evaluación (**AB**) pueden esperar y siempre son menos prioritarias que iniciar las maniobras de reanimación cardiopulmonar básicas en caso de un paro cardiorrespiratorio.

Resumiendo, lo primero será acercarnos a la víctima y evaluar si responde o no: para ello bastará con preguntarle "¿está usted bien?". En el caso de que no responda, deberá estimularse aplicando palmadas leves sobre el pecho. No se deben dar cachetadas, pues no tienen ninguna efectividad y pueden agravar lesiones en las víctimas. Tampoco se debe dar a ingerir agua ni rociar la cara con ella. Basta con realizar las maniobras antes señaladas (estímulo verbal o táctil).

- Si la víctima está consciente: responderá a nuestros estímulos y deberemos tranquilizarla, informándonos directamente sobre qué fue lo que le ocurrió. Al responder inmediatamente descartamos que el paciente esté en paro cardiorrespiratorio (evaluamos la C del CAB), por lo que debemos seguir la secuencia de evaluación, estimando el resto de sus funciones vitales: vía aérea y ventilación, que son las que permiten que el oxígeno que se encuentra en el aire que respiramos llegue a los pulmones y, desde ahí, a todo el organismo. Las funciones vitales se detallarán más adelante. Asegurándonos que la evaluación CAB está normal, podemos preguntar a la víctima si siente algún dolor y pedirle que movilice sus cuatro extremidades suavemente. Hay que tener en cuenta que las respuestas de la víctima pueden ser incoherentes, lo que nos orienta a alguna consecuencia grave del accidente. A continuación, procederemos a observar detalladamente las lesiones que pudiese presentar. NO debemos administrarle ningún medicamento, salvo algunas excepciones que se detallarán más adelante, y para mayor seguridad debemos situar a la víctima en la "posición de lado" (FIGURA 1-2) en caso de ser posible (también llamada posición de recuperación), asegurándonos antes de que no haya sospecha de lesiones en el cuello y, por ende, podamos movilizarla.

FIGURA 1-2 · POSICIÓN DE LADO O RECUPERACIÓN

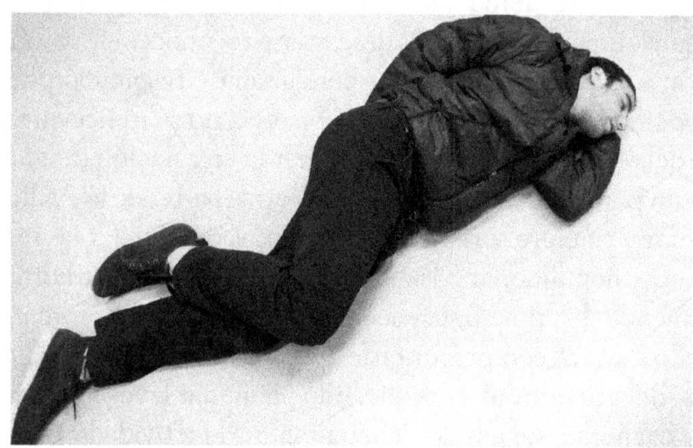

- Si la víctima está inconsciente: no responderá a nuestros estímulos, por lo que inmediatamente debemos evaluar su respiración. Si el paciente no respira o lo hace de manera dificultosa (jadea o boquea), se encuentra en paro cardiorrespiratorio, debiendo realizarse la llamada de emergencia y comenzar con el manejo de este, lo cual se detallará en el capítulo 4: "Reanimación cardiopulmonar". Si está inconsciente (no responde a estímulos verbales o táctiles) y respira de forma adecuada, tenemos que evaluar el resto de sus funciones vitales: vía aérea y ventilación, pudiendo solo en esta situación (descartado el PCR) evaluar pulsos sanguíneos centrales y frecuencia cardíaca, como se especificará en el capítulo 2: "Signos vitales".

Insistimos, no es necesario levantar a la víctima, esté consciente o no, pues podemos causarle otras lesiones o consecuencias, debiendo permanecer en el suelo.

Ya mencionamos previamente el **CAB** de los primeros auxilios:

C. Evaluar y restaurar la **circulación** (C, por *circulation*, "circulación" en inglés).
A. Despejar la **vía aérea** (A, por *airway*, "vía aérea" en inglés).
B. Evaluar y restaurar la **respiración** (B, por *breathing*, "respiración" en inglés).

Al descartar el paro cardiorrespiratorio como se describió anteriormente, ya evaluamos la C, por lo que debemos continuar con el resto de la secuencia antes de comenzar con los primeros auxilios específicos para cada situación.

A. Despejar la vía aérea

La respiración es una de las funciones vitales más importantes, pues nuestro cuerpo requiere del oxígeno para vivir. Para que se mantenga el flujo normal de oxígeno hacia los pulmones es necesario que la vía aérea, que es el trayecto que une la boca con los pulmones, esté despejada.

Si hay objetos extraños (trozos de alimentos, bolitas, chicles, frutos secos, placas dentarias e incluso fluidos propios como saliva o vómito) puede producirse una obstrucción de la vía aérea que impedirá el paso del oxígeno desde la boca hacia el resto del sistema. Además, cuando una persona se encuentra en estado de inconciencia, su propia lengua, que se torna flácida, puede provocar una obstrucción de la vía aérea. Para despejar la vía aérea de una víctima inconsciente, se recomienda:

1. Abra la boca, utilizando el mentón para hacer palanca (Figura 1-3).
2. Compruebe si en la boca se encuentran cuerpos extraños o líquidos. En el caso de que los hubiera, retírelos solo si está seguro de poder hacerlo utilizando el dedo, introduciéndolo como gancho por el interior de una de las mejillas (Figura 1-4).
3. Extienda la cabeza hacia atrás, con una mano sobre la frente y la otra elevando el mentón (Figura 1-5). Con esta maniobra se elevarán la mandíbula inferior y la lengua, la cual se desplazará hacia delante, desobstruyendo la vía aérea.

Luego de evaluar la vía aérea (A del CAB), debemos seguir con la evaluación de la ventilación o respiración (B del CAB), como se especificará en el capítulo 2: "Signos vitales".

No hay que olvidar que las víctimas de todo tipo de accidentes a veces tienen lesiones que no son evidentes, por lo que una observación y palpación cuidadosa de las extremidades puede ser de extrema utilidad. Se debe estar atento a manchas de sangre en la ropa, expresiones de dolor y pérdida de sensibilidad o de movimientos corporales en la víctima.

Figura 1-3

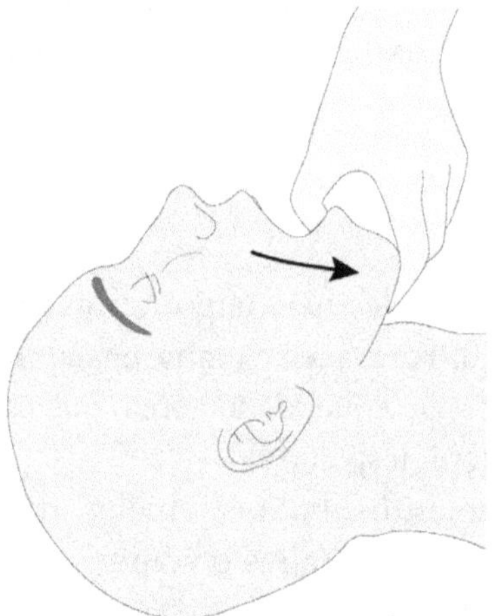

Figura 1-4

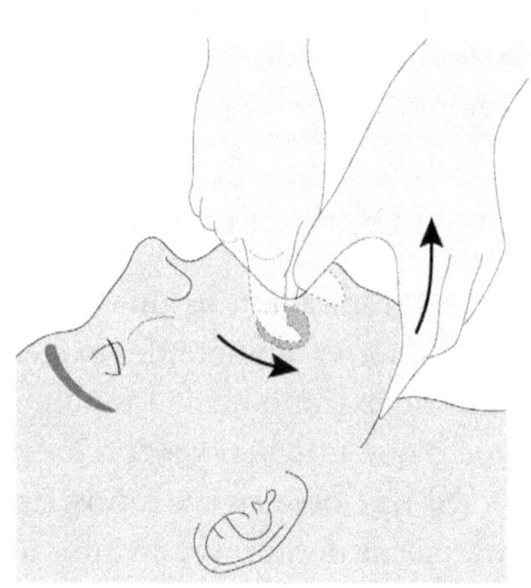

Figura 1-5

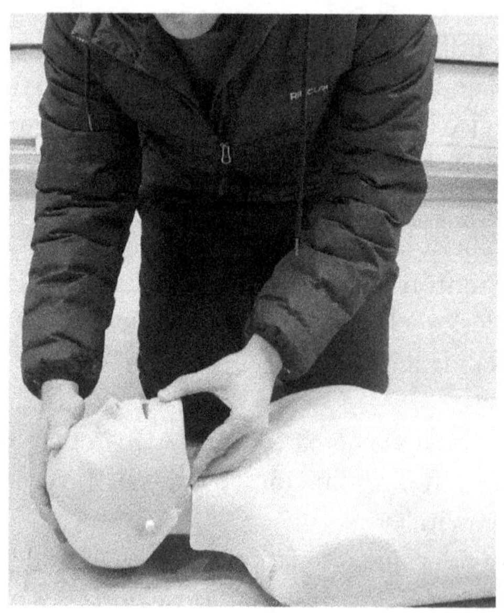

Es muy importante considerar que las víctimas de golpes en la cabeza pueden haber sufrido lesiones cerebrales o de cuello de extrema gravedad, debiendo limitarse al máximo su movilización, ya que los movimientos inapropiados o bruscos pueden ser responsables de lesiones en cerebro y médula espinal, pudiendo causar una parálisis permanente de las extremidades conocida como paraplejia.

Finalmente, debemos intentar que la víctima esté abrigada y lo más cómoda posible, manteniendo la calma y el diálogo con ella. Al final de cuentas, esto último será una de las principales ayudas que prestaremos como primeros auxilios.

Segundo paso de la cadena de rescate: llamada de emergencia

La llamada de emergencia es probablemente una de las medidas más importantes que el rescatista debe realizar en los primeros auxilios y es su responsabilidad que esta se lleve a cabo de manera oportuna. Primero se debe conseguir toda la información necesaria para realizar la llamada, preguntando ¿qué y cómo ocurrió?, ¿dónde fue el accidente?, ¿cuántos accidentados hay?, ¿cuál es el estado de los accidentados?, entre otras. Luego de obtener esta información hay que comunicarse con una entidad conocida, como sistema de ambulancias, bomberos o carabineros, llamando a los teléfonos 131, 132 o 133, respectivamente. En el caso de que haya más personas presentes, se debe encargar dirigidamente a alguien que realice la llamada de emergencia, mientras el rescatista se ocupa de brindar los primeros auxilios y manejar la situación.

El momento en que se debe realizar la llamada de emergencia depende de la situación, pero en general se debe hacer lo antes posible, siempre y cuando se tenga la información necesaria del incidente y antes de empezar con las maniobras de primeros auxilios, a menos que se le encargue la llamada a algún testigo del hecho.

Tercer paso de la cadena de rescate: primeros auxilios

Los primeros auxilios referentes a cada situación de emergencia en específico serán detallados en capítulos aparte.

La FIGURA 1-6 muestra un esquema que resume los pasos a seguir en la cadena de rescate.

FIGURA 1-6 • PASOS A SEGUIR EN LA CADENA DE RESCATE

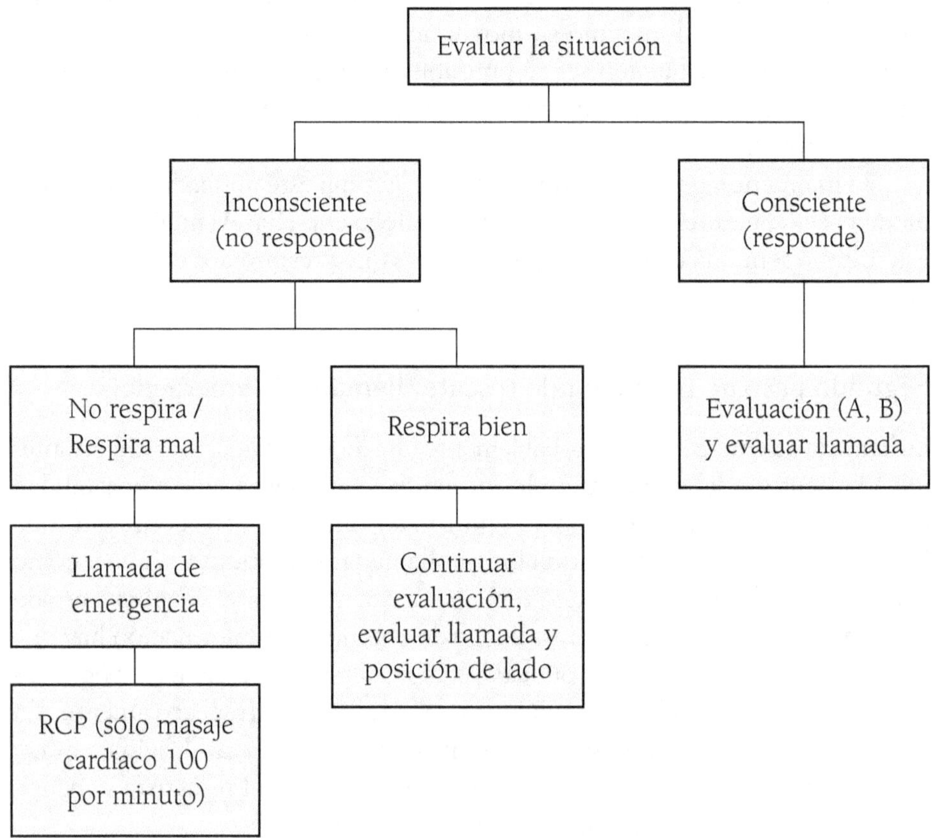

Conclusiones

Uno de los temas de mayor importancia en relación a los primeros auxilios es el manejo inicial de cualquier emergencia. La cadena de rescate es una forma sistemática de enfrentarse a todas estas situaciones potencialmente graves o mortales. Inicialmente, se debe evaluar la situación, descartando o confirmando un paro cardiorrespiratorio, el cual requerirá de un manejo inmediato y específico. El resto de las medidas básicas consisten en evaluar la vía aérea, la respiración, movilización de la víctima, posicionamiento de lado, entre otras. La llamada de emergencia es un eslabón fundamental en la cadena de rescate y debe realizarse lo antes posible. Una vez realizado lo anterior hay que comenzar con los primeros auxilios específicos para cada situación de emergencia.

Referencias

1. Guyton AC, Hall JE. Textbook of medical physiology. 11th ed. Filadelfia: Elsevier Saunders; 2006.
2. Berg RA, Hemphill R, Abella BS, Aufderheide TP, Cave DM, Hazinski MF et al. Part 5: adult basic life support: 2010 American Heart Association Guidelines for Cardiopulmonary Resuscitation and Emergency Cardiovascular Care. Circulation. [Review]. 2010 Nov 2; 122 (18 Suppl 3): S685-705.
3. Neumar RW, Otto CW, Link MS, Kronick SL, Shuster M, Callaway CW et al. Part 8: adult advanced cardiovascular life support: 2010 American Heart Association Guidelines for Cardiopulmonary Resuscitation and Emergency Cardiovascular Care. Circulation. [Review]. 2010 Nov 2; 122 (18 Suppl 3): S729-767.
4. Krohmer JR, Webb M, Bond MR, Beale P, American College of Emergency Physicians., St. John Ambulance Association et al. First aid manual. Nueva York, N.Y.: Dorling Kindersley; 2001.

CAPÍTULO 2
SIGNOS VITALES

Maximiliano Zamora H. · Claudia Carvajal F. · Claudio Nazar J.

Introducción

Vital (del latín *vitalis*): perteneciente o relativo a la vida.

Las células que componen nuestros órganos necesitan un aporte constante de oxígeno para funcionar. A través de la respiración tomamos el oxígeno ambiental y lo llevamos hasta la sangre para que el sistema circulatorio lo distribuya por todo el organismo. Los signos vitales son las señales externas y medibles del funcionamiento de estos procesos básicos. Son una "señal de vida". Cuando los signos vitales están normales, son un reflejo de la integridad del ser humano para mantener sus funciones básicas y, por el contrario, su alteración nos debe poner en alerta.

Los signos vitales son la respiración, el pulso, la presión arterial y la temperatura. La presión arterial (presión a la que se encuentra la sangre dentro de las arterias) y la temperatura requieren de instrumentos para su medición, los cuales no están usualmente disponibles en el primer encuentro con la víctima. Es por lo anterior que solo serán de importancia luego de que los servicios de rescate se encarguen de la situación.

Los signos vitales principales que se pueden evaluar durante los primeros auxilios son:

- La respiración: medida como frecuencia respiratoria (número de respiraciones durante un minuto) y oximetría de pulso (porcentaje de oxígeno en la sangre, no medible en primeros auxilios, ya que se necesita un oxímetro de pulso para su medición).

- La circulación: el pulso arterial (que indirectamente refleja la frecuencia cardíaca, es decir, el número de latidos durante un minuto).

Dentro de la evaluación inicial de una víctima es necesaria la medición de estas variables, ya que sirven para orientar a los equipos de rescate de la causa, gravedad y posible tratamiento de la emergencia. No está de más recordar que la medición de estos signos vitales se debe realizar una vez que se descarte un paro cardiorrespiratorio, condición que se identifica en una persona que no responde a estímulos y no respira o respira de forma anormal.

Bases teóricas

Todos los seres humanos requerimos de oxígeno para sobrevivir. El proceso de la respiración tiene como fin introducir oxígeno a los pulmones, y desde estos a la circulación sistémica. La fuente de oxígeno es el aire que respiramos. El aire entra por la vía aérea superior, compuesta por la nariz y la boca, la faringe y la laringe (FIGURA 2-1), y desde ahí pasa a la vía aérea inferior, compuesta por la tráquea y los bronquios, para finalmente llegar a los pulmones (FIGURA 2-2).

FIGURA 2-1 · VÍA AÉREA SUPERIOR

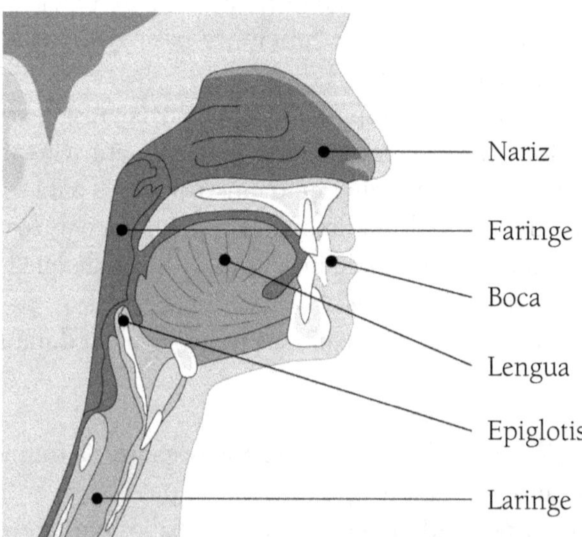

FIGURA 2-2 · VÍA AÉREA INFERIOR Y PULMONES

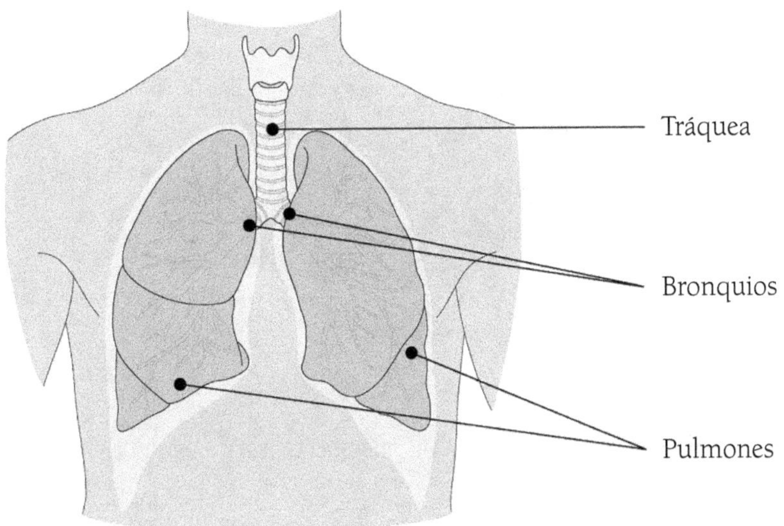

Dentro de los pulmones existen unas estructuras microscópicas llamadas alvéolos. En los alvéolos (FIGURA 2-3), se produce la llegada del oxígeno desde el aire a la sangre. Debido a todo este proceso, es de vital importancia el contar con una vía aérea permeable para la entrega de oxígeno. Si existe una obstrucción en cualquier parte de la vía aérea no habrá paso de aire hasta los alvéolos, por lo que no habrá oxígeno en la sangre, comprometiéndose la vida de la persona.

En el alvéolo se produce el intercambio de gases, se otorga oxígeno a los glóbulos rojos de la sangre (que transportan el oxígeno al resto del organismo) y sale dióxido de carbono (gas de desecho) a los alvéolos para ser expulsado en la espiración.

Posteriormente, la sangre "oxigenada" viaja desde los pulmones al corazón (FIGURA 2-4), para luego ser bombeada por el latido cardíaco y a través de las arterias a todos los órganos del cuerpo. El pulso se genera por este flujo de sangre a través de las arterias, representando la correcta llegada de sangre a los órganos y, en consecuencia, su adecuada oxigenación.

FIGURA 2-3 · ALVÉOLO

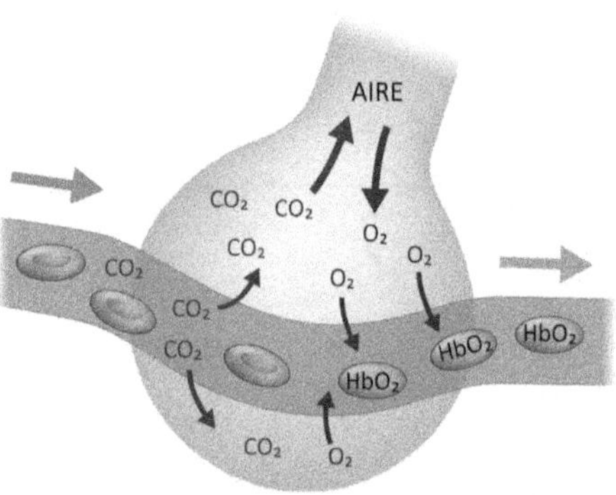

FIGURA 2.4 · ESQUEMA DE CÓMO ESTÁ DISTRIBUIDO EL SISTEMA CIRCULATORIO HUMANO

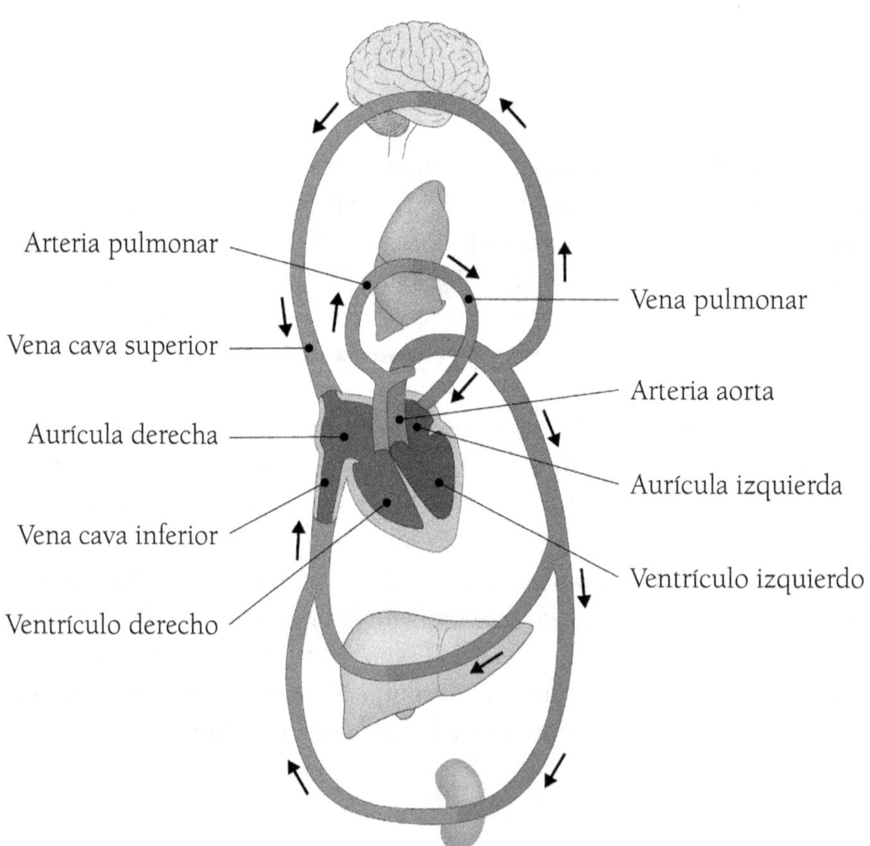

La Figura 2-4 muestra como la sangre oxigenada sale de los pulmones para ir a dar al corazón. Este órgano es el encargado de distribuir toda la sangre oxigenada hacia los distintos órganos. La sangre que sale de los órganos con bajos niveles de oxígeno y altos niveles de dióxido de carbono, vuelve al corazón a través de las venas. Desde el corazón sale nuevamente al pulmón para realizar otro ciclo de intercambio gaseoso.

La respiración

Esta consta de dos fases: inspiración y espiración que, en conjunto, constituyen una respiración. En la inspiración se expande la caja torácica y los pulmones, permitiendo la entrada de aire. En la espiración, el pecho se hunde y disminuye el volumen de los pulmones, saliendo el dióxido de carbono hacia el aire ambiental.

La forma correcta de controlar y evaluar la respiración es la siguiente:

- Recordando que una respiración consta de dos fases: inspiración y espiración.
- Observando el tórax y el abdomen de la persona. En el caso de una víctima consciente, hágalo de preferencia después de haber tomado el pulso, para que el lesionado no se dé cuenta y así evitar que cambie el ritmo de la respiración. En el caso de que esté inconsciente, observe su pecho en busca de movimiento (Figura 2-5).

Figura 2-5 · Control de la respiración

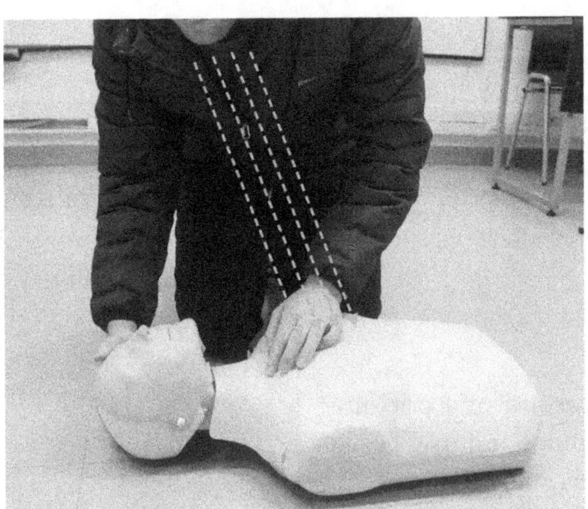

- Cuente las respiraciones por minuto utilizando un reloj con segundero.
- Recuerde y anote la cifra de frecuencia respiratoria para verificar los cambios y facilitar estos datos cuando lleguen los servicios de emergencia.

Los rangos normales de frecuencia respiratoria se encuentran en la TABLA 2-1.

TABLA 2-1 · RANGOS DE NORMALIDAD DE FRECUENCIA RESPIRATORIA

Niños de 0 a 24 meses	30 a 40 respiraciones por minuto
Niños de hasta 6 años	26 a 30 respiraciones por minuto
Adultos	12 a 20 respiraciones por minuto

Luego de conocer cómo controlar la respiración y cuáles son sus rangos de normalidad, es de utilidad reconocer las causas del aumento o disminución de la frecuencia respiratoria, con el fin de hacerse una idea de lo que puede estar sucediendo en la víctima. Las causas más comunes de alteraciones de la frecuencia respiratoria se muestran en la TABLA 2-2.

TABLA 2-2 · CAUSAS DE AUMENTO Y DISMINUCIÓN DE LA FRECUENCIA RESPIRATORIA

Aumento frecuencia respiratoria (taquipnea)	**Disminución frecuencia respiratoria (bradipnea)**
Obstrucción de la vía aérea superior o inferior. Ejercicio, estrés. Hemorragia. Insuficiencia respiratoria por una enfermedad pulmonar grave, como neumonía, edema pulmonar, etcétera.	Depresión respiratoria causada por fármacos o lesiones al sistema nervioso central (cerebro), como un traumatismo encefalocraneano (TEC)

Tanto el aumento como la disminución de la frecuencia respiratoria pueden ser preocupantes. El aumento de la frecuencia respiratoria (o taquipnea) puede presentarse en situaciones en las que nuestro organismo tiene un déficit o un mayor requerimiento de oxígeno, ya sea por enfermedades pulmonares, cardíacas o anemia severa (como en una hemorragia aguda), o puede ser una respuesta normal al ejercicio o el estrés. La disminución de la frecuencia respiratoria (o bradipnea) puede corresponder al estado final de un problema respiratorio grave, o ser la consecuencia del consumo de algunos fármacos depresores de la conciencia, como benzodiacepinas y narcóticos, o de lesiones graves del sistema nervioso central (cerebro), como un traumatismo encefalocraneano (TEC). Todos estos estados pueden terminar en el cese completo de las respiraciones, cuadro llamado apnea. Es importante recordar que si la persona no respira (o respira anormalmente) y se encuentra inconsciente (no responde a estímulos) se debe realizar primero la llamada de emergencia, para inmediatamente iniciar la reanimación cardiopulmonar.

La circulación y el pulso

Como se mencionó anteriormente, el pulso es el reflejo de los latidos del corazón. Como el corazón bombea sangre con cada latido, esto se puede sentir palpando arterias que pasan cerca de la piel. La presión con la que el corazón empuja la sangre hacia los vasos sanguíneos se puede apreciar a través del pulso, que es la expansión rítmica de una arteria ante ese paso de sangre por ella. Así, el número de pulsaciones que uno puede palpar en un minuto (en el cuello o en la región inguinal por ejemplo), es idéntico al número de contracciones cardíacas en este mismo período de tiempo.

- La evaluación del pulso se debe realizar con los dedos sobre determinados puntos por donde pasan grandes arterias en nuestro cuerpo (FIGURA 2-6), exceptuando al dedo pulgar que tiene pulso propio y que puede confundir la palpación del pulso de la víctima con el del rescatista.
- Los pulsos que se recomiendan palpar son los "pulsos centrales", ya que están más cerca del corazón, preferentemente los pulsos femoral y carotídeo. Este último es el más fácil de encontrar, ya que se localiza a ambos costados de la manzana de Adán en el cuello (FIGURA 2-7). Son dos arterias de gran calibre que provienen directamente desde el corazón.

- La sensibilidad de los dedos se debe entrenar, por lo que la práctica con nosotros mismos y con otras personas es esencial, así como la presión que se debe aplicar, la cual no debe ser excesiva. Una vez localizado el pulso, debemos contar cuántas pulsaciones sentimos en un minuto (con un reloj con segundero idealmente).
- La frecuencia normal va entre 60 y 90 latidos por minuto. Los rangos de normalidad para la frecuencia cardíaca se resumen en la TABLA 2-3.

FIGURA 2-6 · TOMA DEL PULSO

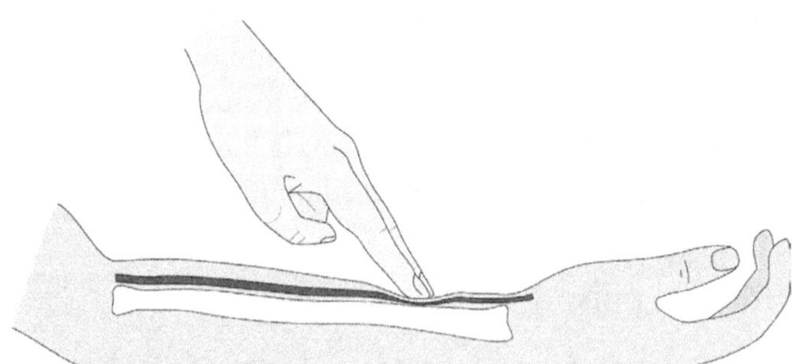

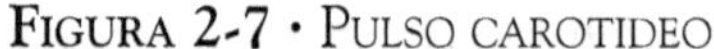

FIGURA 2-7 · PULSO CAROTIDEO

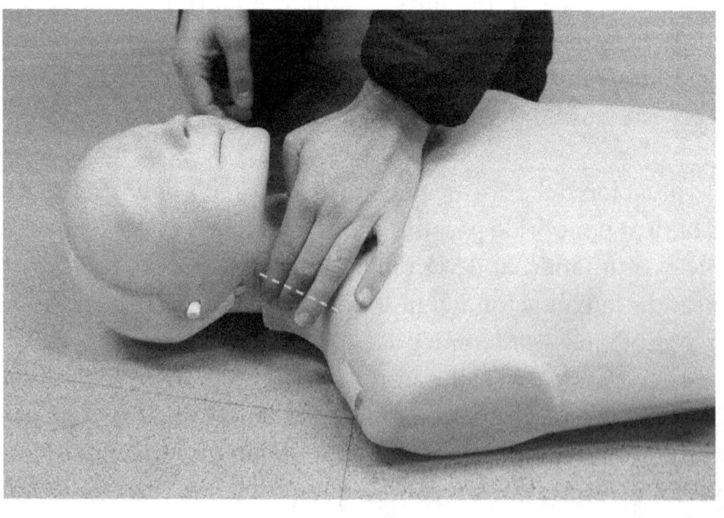

TABLA 2-3 • RANGOS DE NORMALIDAD PARA LA FRECUENCIA CARDÍACA A DISTINTAS EDADES

Niños de 0 a 24 meses	130 a 140 pulsaciones por minuto
Niños de hasta 6 años	80 a 100 pulsaciones por minuto
Adultos	60 a 90 pulsaciones por minuto
Ancianos (≥ 65 años)	60 o menos pulsaciones por minuto

Cuando no se encuentra el pulso en una víctima, se debe suponer que se encuentra en paro cardiorrespiratorio, debiendo primero realizar la llamada de emergencia, para luego comenzar con medidas de reanimación cardiopulmonar. Hasta hace algunos años la toma del pulso fue parte importante de la evaluación inicial en primeros auxilios; sin embargo, actualmente no se recomienda realizar por ser una destreza difícil de adquirir y llevar a pérdida de tiempo en el inicio de las compresiones torácicas (ver capítulo 4: "Reanimación cardiopulmonar"). Cabe recordar que en el reconocimiento del paro cardiorrespiratorio no debemos tomar el pulso, bastando que la persona esté inconsciente y no respire (o respire de forma anormal) para actuar.

Por lo descrito anteriormente, la toma del pulso solo debe ser realizada luego de haber descartado o confirmado el paro cardiorrespiratorio, mediante el estado de conciencia y la ventilación de la víctima. Sin embargo, en una persona que no se encuentre en paro, tomar el pulso nos servirá para determinar la evolución de la víctima, ya que un pulso que disminuye en intensidad y/o en frecuencia podría ser el inicio de un paro cardiorrespiratorio u otra condición de salud grave.

Conclusiones

Los signos vitales nos pueden ayudar enormemente a evaluar a las víctimas de situaciones de emergencia. Aportarán mucha información sobre el estado de ellas y nos orientarán hacia medidas concretas e imprescindibles a la hora de brindar los primeros auxilios. Por eso es esencial que se verifiquen y controlen –en repetidas oportunidades– la respiración y el pulso durante nuestra ayuda.

Referencias

1. Guyton AC, Hall JE. Textbook of medical physiology. 11th ed. Filadelfia: Elsevier Saunders; 2006.
2. Krohmer JR, Webb M, Bond MR, Beale P, American College of Emergency Physicians., St. John Ambulance Association et al. First aid manual. Nueva York, N.Y.: Dorling Kindersley; 2001.
3. Berg RA, Hemphill R, Abella BS, Aufderheide TP, Cave DM, Hazinski MF et al. Part 5: adult basic life support: 2010 American Heart Association Guidelines for Cardiopulmonary Resuscitation and Emergency Cardiovascular Care. Circulation. [Review]. 2010 Nov 2; 122 (18 Suppl 3): S685-705.

CAPÍTULO 3
COMPROMISO DE CONCIENCIA

Sofía Herrera A. · Ricardo Fuentes H.

Introducción

La conciencia es un concepto de difícil definición, pero en este texto nos referiremos a ella como la capacidad de la persona para poder estar en vigilia o despierto, atento, lúcido y conectado con respecto a los estímulos del ambiente, y así poder responder de forma adecuada a estos.

El compromiso de conciencia puede responder a múltiples y diversas causas; pudiendo ser algunas de extrema gravedad para la víctima como son el accidente vascular encefálico (AVE), infecciones del sistema nervioso central (como la meningitis) y alteraciones de la oxigenación y de la nutrición de las células del cerebro, entre otras. En otras ocasiones el compromiso de conciencia se debe a una causa de menor relevancia médica. Es por esto que es muy importante, dentro del conocimiento de los primeros auxilios, reconocer cuándo un sujeto está comprometido de conciencia y saber manejar a la víctima en el escenario prehospitalario, dando aviso precozmente a las unidades de rescate, con el objetivo de disminuir las secuelas y brindar las mejores opciones de recuperación a futuro.

Bases teóricas

El encéfalo es el órgano del cuerpo humano donde reside la conciencia. Este órgano cumple múltiples funciones, pero destaca que mantiene funciones básicas del cuerpo, tales como la respiración, flujo sanguíneo, señales hormonales, entre muchas otras funciones (Figura 3-1). Por ello cuando se ven comprometidas sus funciones podemos estar ante un cuadro de extrema gravedad que requiere de atención médica inmediata.

FIGURA 3-1 · ALGUNAS FUNCIONES DEL ENCÉFALO Y SUS COMPONENTES

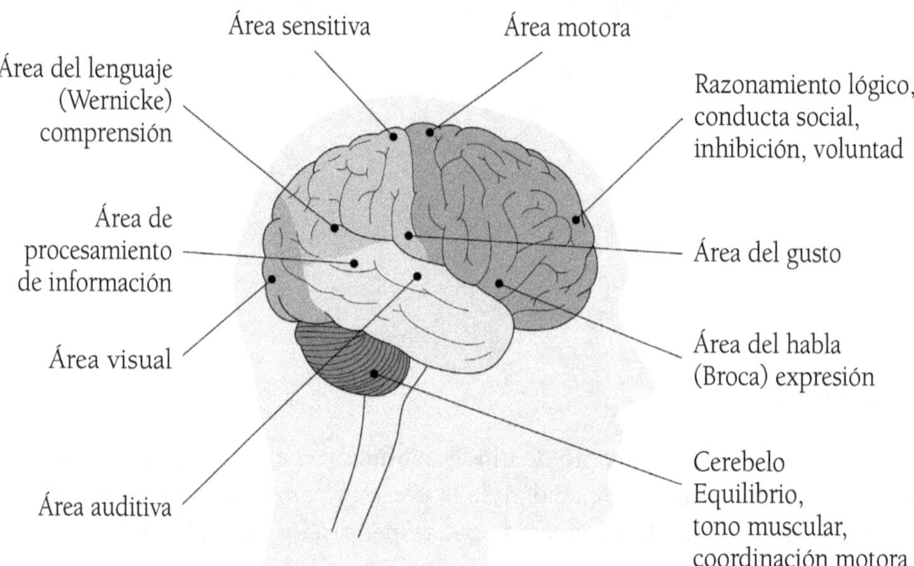

La conciencia entonces es una herramienta que nos permite una aproximación al estado de las funciones cerebrales. Cuenta con un componente cuantitativo y otro cualitativo. El cuantitativo, al que principalmente nos referiremos en este capítulo, corresponde al nivel de alerta (capacidad de estar despierto y responder a estímulos del medioambiente) o grado de vigilancia de la persona y la mantención de esta. Existen distintos grados de compromiso de conciencia cuantitativos, los cuales se exponen en la TABLA 3-1.

En cambio, en el compromiso de conciencia cualitativo, podemos observar a un individuo en vigilia o despierto, pero con alteraciones en la orientación temporal (en tiempo, no reconoce qué día y qué hora es), espacial (en lugar, no reconoce dónde se encuentra), en torno a sí mismo (no es capaz de determinar quién es el mismo), de los demás (no es capaz de establecer quiénes lo rodean) y del lenguaje (habla incoherencias). Incluso puede presentar alteraciones visuales, como son las alucinaciones, percibiendo estímulos que no están allí realmente.

TABLA 3-1 • GRADOS DE COMPROMISO DE CONCIENCIA CUANTITATIVO

Grado de compromiso de conciencia	**Presentación clínica**
Vigil	Despierto normalmente
Obnubilación	Tendencia a la somnolencia y distracción
Sopor	Responde a estímulos verbales, táctiles o dolorosos
Coma	No despierta ante estímulo doloroso

Existen múltiples causas que pueden generar un compromiso de conciencia. Las más frecuentes se exponen en la TABLA 3-2. Lo relevante es que estas causas, aunque diversas, suelen presentarse de forma similar al examinar a la persona afectada.

TABLA 3-2 • CAUSAS MÁS FRECUENTES DE COMPROMISO DE CONCIENCIA

Tipo de causa	**Etiologías**
Causas orgánicas **(Daño a las estructuras del cerebro, como vasos sanguíneos y neuronas)**	• Accidente vascular encefálico • Traumatismo • Tumor cerebral (menos frecuente) • Enfermedades degenerativas (enfermedad de Alzheimer) • Otras

Causas tóxicas-metabólicas	• Hipoglicemia (déficit de glucosa) • Hiperglicemia (exceso de glucosa) • Hipoxia (déficit de oxígeno) • Intoxicaciones (por fármacos, monóxido de carbono, alcohol, drogas, etc.) • Enfermedades sistémicas (insuficiencia hepática, renal, etc.) • Otras
Causas infecciosas-inflamatorias	• Meningitis (inflamación de las capas que recubren el cerebro o meninges) • Virus (herpes, enterovirus, virus de la inmunodeficiencia humana) • Enfermedades sistémicas (Lupus eritematoso sistémico, etc.) • Otras
Causas eléctricas	• Epilepsia • Crisis convulsivas (temas a tratar en capítulo 7: "Convulsiones") • Otras
Otras	• Delirium (condición aguda de compromiso de conciencia fluctuante, generalmente asociado a una enfermedad preexistente) • Otras alteraciones psiquiátricas

Compromiso de conciencia en primeros auxilios

Podemos sospechar que una persona está comprometida de conciencia cuando:

- No se mueve voluntariamente.
- No responde cuando la llamamos, tocamos o realizamos un estímulo doloroso.
- Responde a cualquiera de los estímulos anteriores, pero tiene tendencia a la somnolencia (tiende a "volver a cerrar los ojos o a quedarse dormido" cuando la dejamos de estimular).

Las consecuencias del compromiso de conciencia son múltiples y nos pueden dar las directrices para el tipo de manejo que requieren las personas afectadas. Entre las más relevantes se encuentran:

- No poder responder a estímulos externos, perdiendo la capacidad de defensa.
- Relajación del tono de los músculos, provocando que las partes blandas de la vía aérea, incluida la lengua, puedan obstruir la respiración).
- Pérdida de los mecanismos protectores y de estímulos centrales y efectores. Como por ejemplo, la tos, que evita que el contenido de la boca y faringe se introduzca a la vía aérea al momento de tragar, la frecuencia e intensidad de las respiraciones, la correcta expansión del tórax, entre otras.

De esta forma, vemos que es necesario un adecuado manejo de la persona concompromiso de conciencia con el objetivo de disminuir sus complicaciones y secuelas. Por ello, en la gran mayoría de los casos es imprescindible acudir a la brevedad a algún servicio de urgencia para que el afectado sea evaluado por personal médico especializado. A continuación, presentaremos el algoritmo de evaluación y los pilares del manejo básico del individuo con compromiso de conciencia, previo a su traslado a un centro hospitalario.

Enfrentamiento del paciente con compromiso de conciencia

1. El primer enfrentamiento frente a un paciente en que sospechamos una situación de emergencia es seguir la "cadena de rescate". Por lo tanto, si encontramos un paciente que no responde y no respira o lo hace de una manera inadecuada, rápidamente se debe activar la llamada de emergencia e iniciar la reanimación cardiopulmonar (RCP), como se explica en el capítulo 4: "Reanimación cardiopulmonar".
2. En cambio, si el paciente no responde o responde de modo parcial, pero respira normalmente, podríamos enfrentarlo como un compromiso de conciencia aislado. Es cierto que los pacientes que sufren un paro cardiorrespiratorio (PCR) también estarán comprometidos de conciencia, pero su manejo corresponde a una reanimación cardiopulmonar, como la cadena de rescate lo señala, y en ese caso el manejo del compromiso de conciencia será secundario a esta condición de base.
3. Una vez que estamos seguros de que el paciente únicamente sufre de un compromiso de conciencia aislado, debemos aplicar las siguientes medidas generales:
   - Si la víctima ha sufrido cualquier tipo de traumatismo (caída, golpe, accidente de tránsito, etc.): lo principal es no moverlo, asegurando su columna cervical con un collar cervical y/o en forma manual (ver más adelante en este capítulo) y realizando la llamada de emergencia.
   - Si la persona sufrió un síncope (pérdida brusca de conciencia, con posterior recuperación total de esta) o lipotimia (sensación de desvanecimiento), tiene una vía aérea permeable y respira normalmente: sitúela en posición horizontal y levante sus pies a un nivel más alto que la cabeza (FIGURA 3-2). Si luego de realizada esta maniobra, la víctima no responde, sitúelo en posición de lado mientras realiza la llamada de emergencia. No existe consenso de cuánto tiempo esperar para evaluar si el paciente responde o no a la elevación de las extremidades inferiores. Nosotros sugerimos esperar al menos 30 segundos.
   - Si la persona no sufrió un traumatismo, situarlo en posición de lado o posición de seguridad (ver más adelante en este capítulo).
   - Aflojar ropas apretadas en cuello y cintura.
   - Abrigar para mantener temperatura corporal normal.
   - Si convulsiona, seguir las medidas básicas descritas en capítulo 7: "Convulsiones".

- Si vomita, procurar mantenerlo de lado, para que el contenido expulsado por la boca no se dirija a la vía aérea y pulmones.
- **No alimentar, no dar de beber, no dar fármacos orales y no inducir el vómito.**
- Nunca abandonar al individuo, salvo para pedir ayuda si el rescatista se encuentra solo.

FIGURA 3-2 • MANEJO DEL SÍNCOPE Y LIPOTIMIA

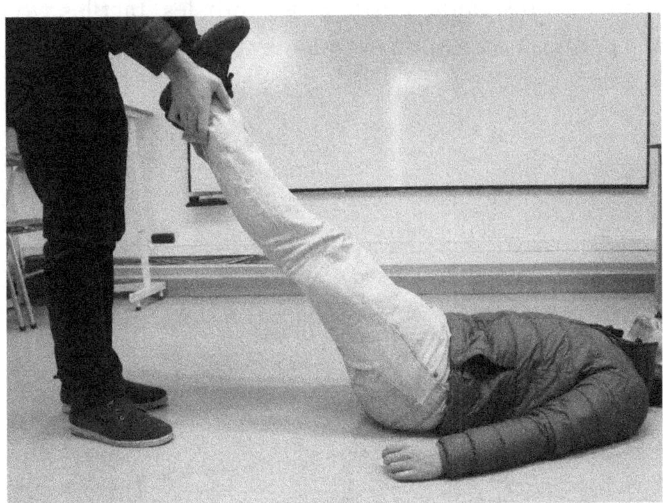

4. Realizar la llamada de emergencia y/o trasladar a la persona al servicio de urgencia. Recordar que esta ha sufrido un traumatismo importante (de alta energía, como una caída de altura o colisión automovilística), no se debe intentar trasladar o mover hasta esperar la llegada del personal especializado, procurando la inmovilización de la columna cervical, ya sea manualmente o con la ayuda de un collar cervical.
5. Reevaluar sus signos vitales periódicamente (estado de conciencia, respiración y pulso). Si en algún momento el paciente no respira o respira en forma anormal, se debe reiniciar la reanimación cardiopulmonar de manera inmediata.

Es muy importante recalcar que en situaciones de emergencia siempre se debe mantener la calma, mostrando condiciones de liderazgo y manejo de la situación. No dudar ni demorarse en solicitar ayuda y no realizar maniobras adicionales a las aquí descritas, ya que pudieran afectar, dañar o empeorar la salud del individuo.

Maniobra de posición de lado o lateral de seguridad

La maniobra de posición de lado o lateral de seguridad (Figura 3-3) se utiliza solo si la persona no responde a estímulos (verbales, táctiles y/o dolorosos), tiene vía aérea permeable y respira normalmente. A continuación se describen los pasos a seguir:

Figura 3-3 · Posición de lado

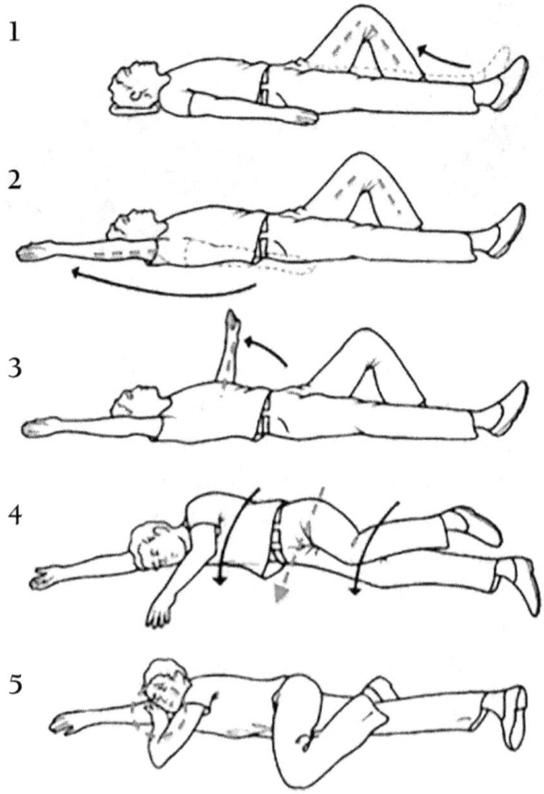

1

2

3

4

5

1. Empuje el pie hacia el pecho, de modo que la rodilla quede en ángulo recto.
2. Levante un brazo hacia arriba y hacia fuera, al lado contrario de la rodilla flectada.
3. El otro brazo colóquelo sobre el pecho.
4. Gire a la persona hacia el lado del brazo que está hacia arriba y afuera, colocando sus manos sobre la cadera y el hombro de la persona.
5. Ponga la mano que estaba sobre el pecho por debajo de la barbilla de la víctima. Incline la cabeza hacia atrás y mantenga la vía aérea abierta.

Compruebe la respiración del individuo, observando el ascenso y descenso del pecho. Intente sentir el aire con la mano delante de la boca y la nariz; escuche si hay sonidos respiratorios.

Maniobra de inmovilización cervical manual

La maniobra de inmovilización cervical manual (FIGURA 3-4) se utiliza en cualquier paciente en que se sospecha un trauma de la columna cervical (cuello). Se debe practicar esta maniobra en un maniquí o fantoma.

FIGURA 3-4 • INMOVILIZACIÓN CERVICAL EN PACIENTE EN DECÚBITO DORSAL (A) Y EN POSICIÓN SENTADA (B)

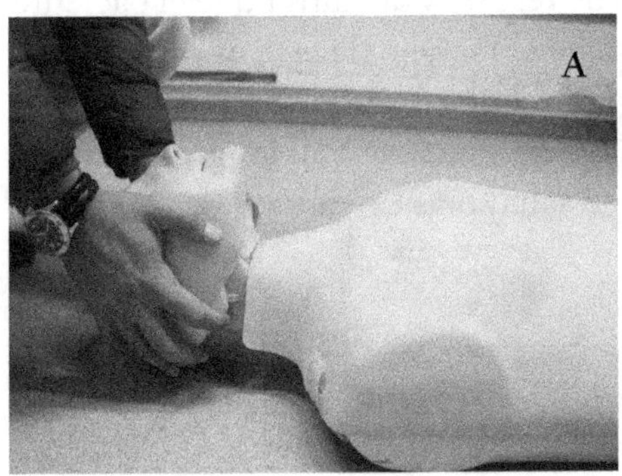

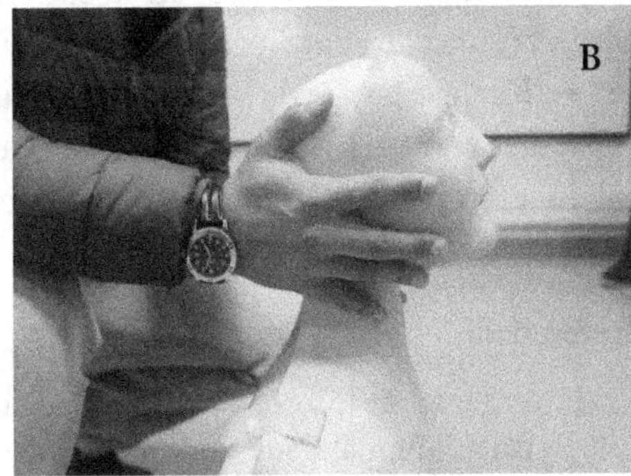

El objetivo es mantener la columna cervical inmóvil mientras llegan los equipos especializados de rescate, abarcando la mayor cantidad de cráneo posible con nuestras manos. Al mismo tiempo, se debe asegurar la vía aérea, observando que no esté ocluida y que el paciente esté ventilando de modo adecuado (frecuencia respiratoria en rangos normales y movimiento torácico con la respiración).

Si se cuenta con un collar cervical y el rescatista sabe usarlo, debe instalárselo a la víctima, pero teniendo en cuenta que este no protege en un cien por ciento la columna cervical, por lo que igual necesitará inmovilizar al paciente de forma manual hasta que lleguen los equipos de rescate.

Conclusiones

En conclusión, el compromiso de conciencia es una situación frecuente, que se puede deber a múltiples y variadas causas, algunas de las cuales pueden ser de extrema gravedad para la víctima.

El encéfalo es el órgano donde reside la conciencia, por lo que alguna alteración en esta nos habla de problemas en alguna de las partes que lo componen.

En ocasiones es difícil reconocer el compromiso de conciencia, pero en general, si el paciente no se mueve, no responde o tiene tendencia a la somnolencia y no se cumplen criterios para un paro cardiorrespiratorio, debiéramos sospecharlo y manejarlo.

Siempre debemos seguir la cadena de rescate y descartar que el paciente esté con un paro cardiorrespiratorio, ya que el manejo de este es prioritario.

Realice las medidas de rescate aquí descritas para manejo del compromiso de conciencia, pero considere que siempre será de vital importancia una evaluación médica y traslado al centro de salud más cercano.

Referencias

1. Federación Internacional de Sociedades de la Cruz Roja y de la Media Luna Roja. Manual del voluntario. Ginebra, Suiza. 2010.
2. Miranda, M. Examen neurológico [en línea]. Tercera edición. Santiago, Chile; GAZITÚA R. 2007 [fecha de consulta: 19 de abril de 2014]. Disponible en: http://escuela.med.puc.cl/Publ/ManualSemiologia/pdf/ExamenNeurologico.pdf.

3. Mellado, P. Coma [en línea]. Departamento de Medicina Interna. Pontificia Universidad Católica de Chile; Santiago, Chile. 2001 [fecha de consulta: 20 de abril de 2014]. Disponible en: http://escuela.med.puc.cl/publ/TemasMedicinaInterna/coma.html.
4. Utili, F. Alteraciones de conciencia y coma [en línea]. Departamento de Medicina Interna. Programa Medicina Urgencias. Pontificia Universidad Católica de Chile; Santiago, Chile. 2013 [fecha de consulta: 20 de abril de 2014]. Disponible en: http://www.urgenciauc.com/profesion/pdf/Estupor_Coma.pdf.
5. Travers AH, Rea TD, Bobrow BJ, Edelson DP, Berg RA, Sayre MR et al. Part 4: CPR overview: 2010 American Heart Association Guidelines for Cardiopulmonary Resuscitation and Emergency Cardiovascular Care. Circulation. [Review]. 2010 Nov 2; 122 (18 Suppl 3): S676-684.

CAPÍTULO 4
REANIMACIÓN CARDIOPULMONAR

JAVIER CHAHUÁN A. · CLAUDIO NAZAR J.

Introducción

Es frecuente que seamos testigos o presenciemos en medios de comunicación distintas situaciones de emergencia, como accidentes de tránsito, accidentes laborales, desastres naturales, etcétera, o que sepamos de alguna persona que haya tenido alguna enfermedad aguda, como un infarto agudo al miocardio (IAM) o un accidente vascular encefálico (AVE). En estas distintas situaciones de emergencia es importante actuar de manera correcta y oportuna, pudiendo servir de modelo la cadena de rescate.

Uno de los ejes centrales de la cadena de rescate es la reanimación cardiopulmonar (RCP), la cual tiene como objetivo aumentar la sobrevida de las personas que estén con un paro cardiorrespiratorio.

Bases teóricas

Para entender la reanimación cardiopulmonar es relevante conocer aspectos básicos de los sistemas cardiovascular y respiratorio, los cuales son detallados en el capítulo 2: "Signos vitales".

A modo de resumen, el sistema respiratorio es el encargado del intercambio gaseoso, es decir, incorporar el oxígeno (O_2) desde el aire ambiental hacia la sangre y de eliminar el dióxido de carbono (CO_2) desde la sangre al aire ambiental. El sistema cardiovascular tiene la misión de transportar el oxígeno desde los pulmones al resto del organismo, ya que este gas es necesario para que nuestras células obtengan energía de manera efectiva, transportando el dióxido de carbono desde las células a los pulmones para que este pueda ser eliminado.

El sistema respiratorio y cardiovascular funcionan en conjunto, como se aprecia en el esquema descrito en la FIGURA 4-1.

FIGURA 4-1 · RELACIÓN ENTRE EL SISTEMA CARDIOVASCULAR Y RESPIRATORIO

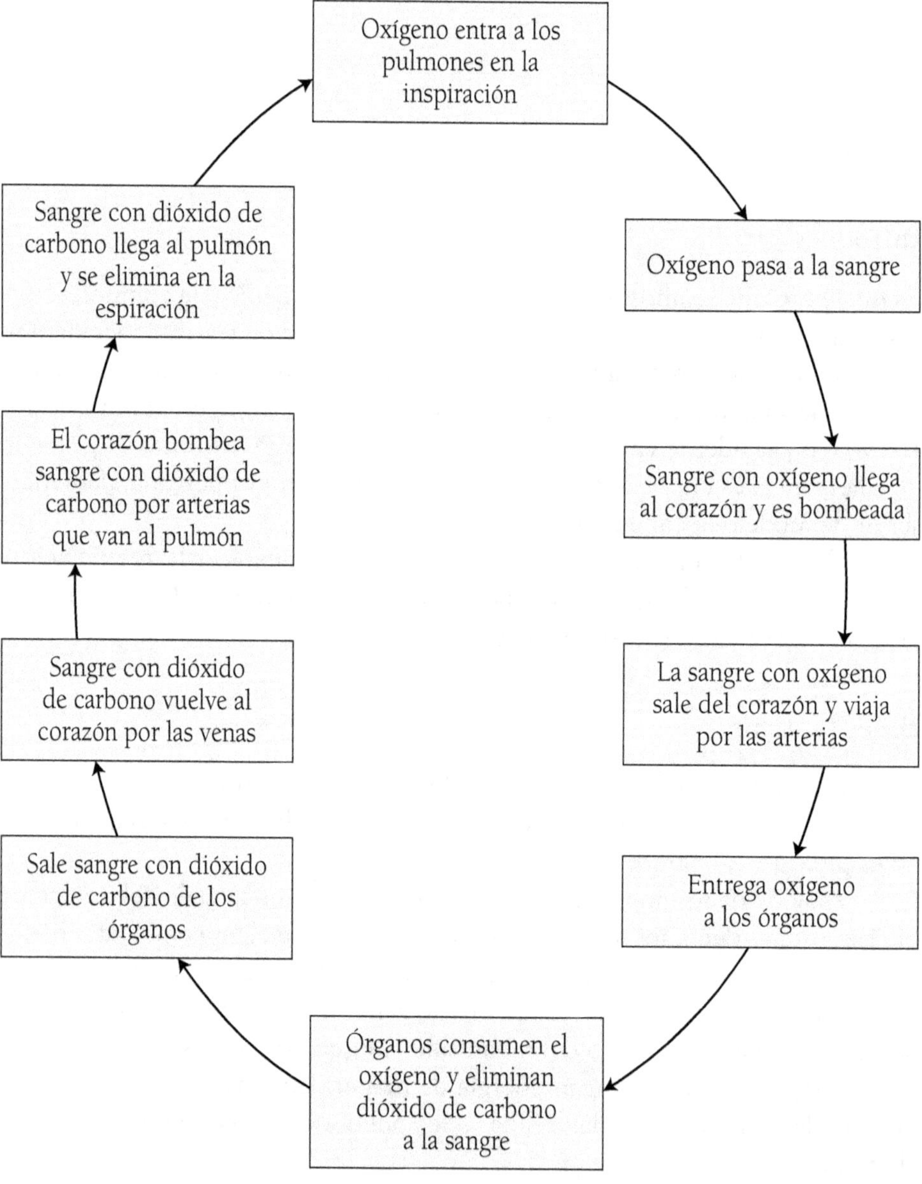

Paro cardiorrespiratorio

El paro cardiorrespiratorio (PCR) es la inesperada y súbita pérdida de la función cardíaca y respiratoria, caracterizado clínicamente por una repentina pérdida de conciencia. Usualmente, es causado por una alteración eléctrica en el corazón que impide su adecuada función de bombeo, deteniéndose el flujo sanguíneo al resto del organismo. Generalmente, en los adultos comienza como una alteración cardíaca, por lo que muchos autores lo denominan paro cardíaco. Debemos estar conscientes de que el sistema cardiovascular trabaja en serie con el sistema respiratorio, por lo que si alguno de estos dos falla, el otro se comprometerá rápidamente, llegando al paro cardiorrespiratorio. Al no existir adecuado flujo sanguíneo al cerebro, el paciente rápida y súbitamente presenta inconciencia. El paro cardiorrespiratorio puede ocurrir en una persona que tiene o no diagnóstico de enfermedad cardíaca previa.

No se debe confundir el concepto de paro cardiorrespiratorio con el de infarto agudo al miocardio (conocido coloquialmente como "ataque cardíaco"). El infarto al miocardio (IAM) es una alteración del tejido del corazón que se produce debido a que una porción del órgano deja de recibir el flujo sanguíneo necesario para funcionar adecuadamente (sangre rica en oxígeno y nutrientes), pero que no necesariamente llevará a un paro cardiorrespiratorio o a la muerte de la persona que lo sufre, debido a que el infarto al miocardio puede afectar solo a una porción del tejido del corazón o a que la persona logra recibir un tratamiento adecuado precozmente (ver detalles en capítulo 6: "Infarto agudo al miocardio").

Como se mencionó previamente, el paro cardiorrespiratorio se produce cuando el sistema eléctrico del corazón no funciona bien, llevando a alteraciones del ritmo cardíaco, las arritmias, siendo la más común la fibrilación ventricular.

Con respecto a la etiología de este cuadro, existen múltiples causas que pueden llevar a un paro cardiorrespiratorio, tales como:

- Infarto agudo al miocardio (la más frecuente en pacientes adultos)
- Otras enfermedades cardíacas
- Asfixia por inmersión, obstrucción de la vía aérea, etc.
- Electrocución
- Hemorragias masivas (causando anemia aguda)
- Consumo de drogas, como cocaína, heroína, pasta base, etc.
- Otras

En adultos, el origen primario del paro cardiorrespiratorio es cardíaco en la gran mayoría de los casos. Luego se compromete rápidamente el sistema respiratorio debido a la interrelación que existe entre estos dos sistemas. Por otro lado, en niños la asfixia o falla en la respiración es la principal causa que deriva en un paro cardiorrespiratorio, comprometiéndose posteriormente el sistema cardíaco.

Reanimación cardiopulmonar en adultos

¿Cómo reconocer un paro cardiorrespiratorio?

Cuando una persona es víctima de un paro cardiorrespiratorio, no responde a estímulos verbales o táctiles, es decir, estará inconsciente. Además, no respirará o respirará anormalmente, "como si estuviera jadeando", lo que se conoce en inglés como *gasping*.

Si un rescatista encuentra a alguien que no responde a estímulos u observa que una persona cae súbitamente al suelo, su primera acción será cerciorarse de que la escena del suceso es segura (ejemplo: si la víctima se encuentra en la mitad de la calle, puede ser peligroso para el rescatista cruzar a socorrerla), para luego ir a chequear si la persona responde o no, hablándole, gritándole y/o tocándole el hombro. Si no responde y además no respira o está con jadeos, se debe asumir que la víctima se encuentra en paro cardiorrespiratorio, debiendo actuar rápidamente, como se explicará más adelante.

Otra manifestación del paro cardiorrespiratorio es la ausencia de pulso arterial, pero, como se mencionó previamente en el capítulo 1, se ha visto que buscar y tomar el pulso resulta difícil para personas que no son profesionales de la salud e, incluso, para los que sí lo son, retrasando con ello el inicio de la reanimación cardiopulmonar. Actualmente, la recomendación para las personas que no son profesionales de la salud es que no busquen ni palpen el pulso, sino que asuman un paro cardiorrespiratorio en toda persona que no responda a estímulos, y que no respire o esté con jadeos.

¿Cómo actuar?

Si un rescatista se encuentra solo y reconoce que una persona podría estar en paro cardiorrespiratorio, debe rápidamente activar la llamada de emergencia, acudiendo al servicio de ambulancias (teléfono 131) u otro servicio de rescate, explicando la situación y solicitando un desfibrilador. Posteriormente, se debe comenzar con la reanimación cardiopulmonar básica con compresiones torácicas, cuya técnica se explicará a continuación. Es importante destacar que basta con que la víctima no responda para llamar a emergencias, ya que aunque respire adecuadamente igual necesitará de atención médica por su compromiso de conciencia.

En caso de que existan dos o más rescatistas y reconocen que una persona podría estar en paro cardiorrespiratorio, mientras uno de los rescatistas realiza el llamado de emergencia, el o los otros deberán empezar con la reanimación cardiopulmonar básica, llamada también soporte vital básico.

En la FIGURA 4-2, se encuentra el algoritmo de soporte vital básico propuesto por la American Heart Association (AHA).

FIGURA 4-2 • ALGORITMO DE SOPORTE VITAL BÁSICO

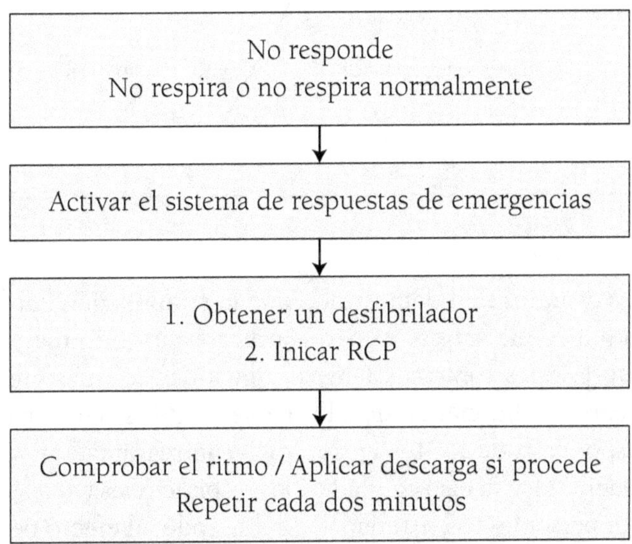

¿CÓMO SE HACE LA REANIMACIÓN CARDIOPULMONAR?

La reanimación cardiopulmonar (RCP) se hace dependiendo del nivel de entrenamiento que el rescatista tenga, desde solo compresiones torácicas (Hands Only CPR) para los rescatistas poco entrenados, pasando por compresiones torácicas y ventilaciones en los rescatistas con mayor entrenamiento (30:2 CPR), hasta RCP avanzada en rescatistas altamente entrenados (Multirescuer Coordinated CPR), como se muestra en la FIGURA 4-3.

FIGURA 4-3 · TIPO DE REANIMACIÓN CARDIOPULMONAR RECOMENDADA DE ACUERDO AL NIVEL DE ENTRENAMIENTO DE LOS RESCATISTAS

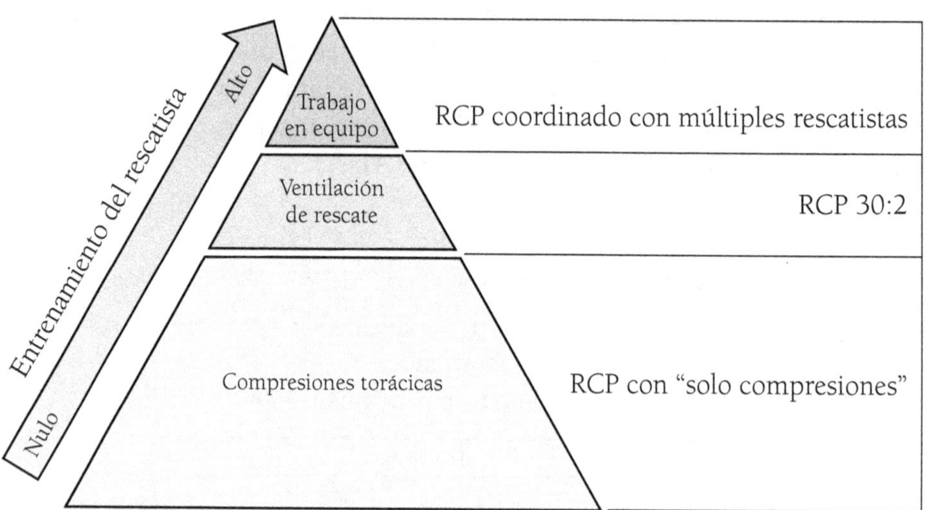

Algunos estudios han demostrado que la reanimación cardiopulmonar efectuada a adultos que sufren un paro cardiorrespiratorio fuera del hospital solo con compresiones torácicas (sin ventilaciones) es más efectiva que la reanimación cardiopulmonar clásica. Probablemente esto se deba a que existe una mejor disposición de los testigos a iniciar la reanimación sin tener que realizar ventilaciones, a la baja calidad de las respiraciones boca a boca cuando son hechas por personas no entrenadas y, sobre todo, al efecto perjudicial que tiene interrumpir el masaje cardíaco para realizar las ventilaciones.

Por lo tanto, la reanimación cardiopulmonar para legos consiste básicamente en compresiones torácicas, donde se aplica de manera rítmica presión en la mitad inferior del esternón. Estas compresiones crean un flujo sanguíneo que permite que el cerebro y el miocardio (músculo del corazón) sigan recibiendo oxígeno. La manera correcta de realizar compresiones torácicas se muestra en la FIGURA 4-4, teniendo en cuenta efectuarlas siempre sobre una superficie firme.

Para que las compresiones torácicas sean de buena calidad, se debe masajear fuerte y rápido, comprimiendo el tórax a una profundidad de al menos 5 cm en adultos y a una frecuencia de 100 compresiones por minuto.

Para realizar las compresiones, el rescatista debe situarse arrodillado al lado de la víctima, manteniendo la espalda y los brazos rectos, poniendo el talón de una mano sobre el esternón de la persona, a la altura de los pezones (o dos dedos sobre el final del esternón), y entrecruzar la otra mano sobre la primera, comenzando a comprimir fuerte y rápido, utilizando el peso del cuerpo. Es muy importante que el rescatista aplique la fuerza con su tronco, manteniendo los brazos rectos, sin flectar los codos, ya que de lo contrario las compresiones no serán efectivas (FIGURA 4-4).

Luego de cada compresión torácica se debe permitir la reexpansión completa del tórax, antes de la siguiente compresión, con el objetivo de permitir un adecuado llene sanguíneo del corazón (FIGURA 4-5).

FIGURA 4-4 · POSICIÓN PARA LA REANIMACIÓN CARDIOPULMONAR

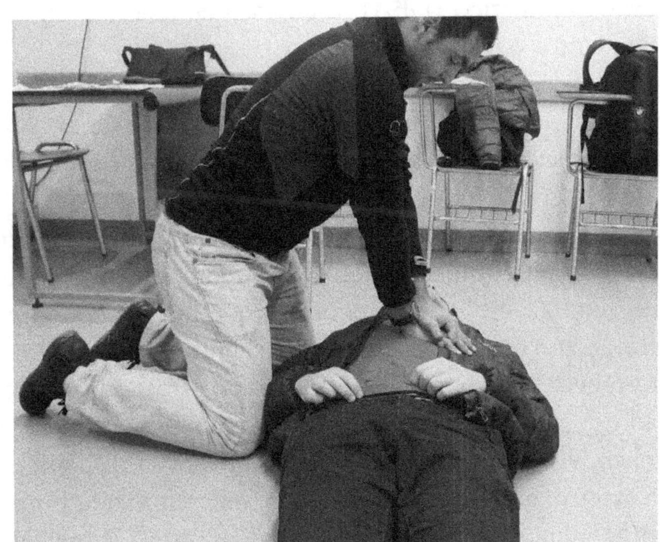

FIGURA 4-5 · CONCEPTO DE REEXPANSIÓN TORÁCICA COMPLETA ENTRE CADA COMPRESIÓN

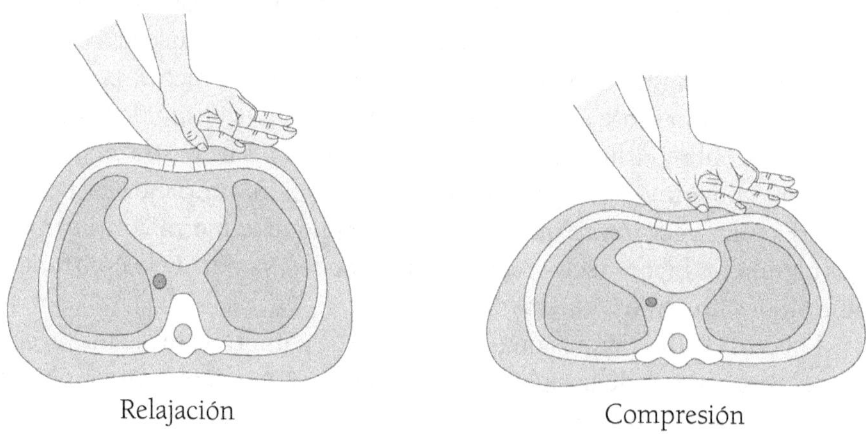

Las compresiones torácicas solo deben suspenderse al arribo del desfibrilador externo automático (DEA), o en caso de que la víctima despierte, presente movimientos o tos.

Para evitar fatiga y optimizar la calidad de las compresiones, los rescatistas deben cambiarse cada dos minutos. Con el fin de no suspender las compresiones torácicas, no se debe perder tiempo en el cambio del ejecutor, realizándolo lo más rápido posible.

Tan pronto llegue el desfibrilador externo automático, este debe ser utilizado para evaluar si el ritmo cardíaco del paciente requiere de una descarga eléctrica o no (FIGURA 4-6). Se recomienda que lugares con alta aglomeración de público, como estadios, salas de cine, centros comerciales, estaciones de tren subterráneo, aeropuertos, casinos, entre otros, debería haber rápida disponibilidad de estos aparatos. Así, frente a un paro cardiorrespiratorio en un lugar público, el rescatista deberá preguntar por la disponibilidad de un desfibrilador externo automático, junto con solicitar ayuda e iniciar la reanimación cardiopulmonar básica. El desfibrilador es un aparato portátil que analiza automáticamente el ritmo del corazón y determina si este podrá ser corregido mediante una descarga eléctrica. Una de las arritmias más frecuentes de encontrar en personas adultas en paro cardiorrespiratorio es la fibrilación ventricular, la cual puede ser corregida con el desfibrilador, por lo que resulta de vital importancia su presencia inmediata y adecuado uso.

FIGURA 4-6 • DESFIBRILADOR EXTERNO AUTOMÁTICO

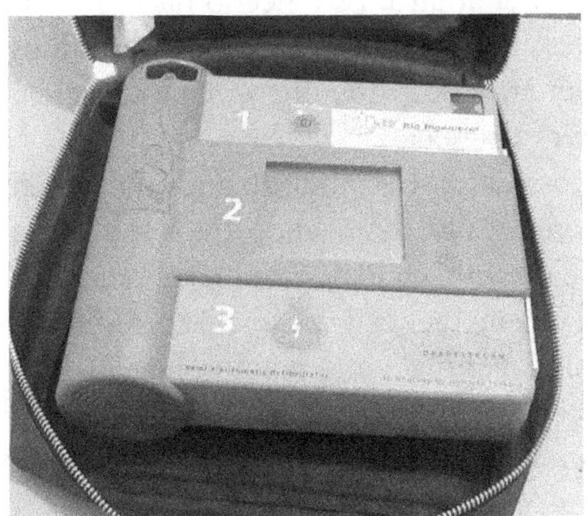

Este aparato, además, es acompañado por electrodos donde se muestra la posición que estos deben adoptar en el tórax de la víctima.

La gran ventaja de los desfibriladores es que son de fácil manejo, incluso para una persona no entrenada, ya que al encenderse entrega instrucciones verbales breves, sencillas, precisas y en secuencia para su uso. El número 1 enciende el aparato y explica cómo aplicar los electrodos en el pecho desnudo de la víctima. El número 2 es para analizar automáticamente el ritmo del corazón del paciente, explicitando no tocar a la víctima mientras realiza el análisis del ritmo. El número 3 es para dar o no una descarga eléctrica, ya que el desfibrilador es capaz de discernir si el ritmo cardíaco es desfibrilable o no. En caso de indicar descarga eléctrica, el aparato avisa que no se debe tener contacto con la víctima mientras se da el choque eléctrico.

Reanimación cardiopulmonar pediátrica

La reanimación cardiopulmonar pediátrica es similar a la de los adultos, pero con algunas diferencias, las cuales detallaremos a continuación. Muchos estudios demuestran que entre un tercio y la mitad de los niños que sufren un paro cardiorrespiratorio reciben reanimación cardiopulmonar, por los espectadores del hecho, lo cual es fundamental para su sobrevida. De ahí la importancia que el público lego tenga conocimientos básicos de reanimación cardiopulmonar pediátrica.

Como mencionamos anteriormente, la reanimación cardiopulmonar pediátrica presenta algunas variaciones respecto a la de adultos, principalmente debido a que la causa más frecuente de paro cardiorrespiratorio en niños es la asfixia y no causas cardíacas como en el adulto. Este hecho hace que las ventilaciones cobren mayor importancia en este escenario. Además, los niños tienen estructuras anatómicas (vía aérea, vasos sanguíneos, caja torácica, corazón, etcétera) de menor tamaño y resistencia.

Todo lo anterior implica que el paro cardiorrespiratorio en la población pediátrica tenga una secuencia de acción distinta, destacando que si la víctima está con un solo rescatista, este debe realizar un ciclo de reanimación cardiopulmonar antes de efectuar la llamada de emergencia. Este ciclo corresponde a 30 compresiones torácicas seguidas de 2 ventilaciones por 5 veces.

Asimismo, es importante destacar que un paro cardiorrespiratorio en un lactante o niño se reconoce de manera similar al adulto, es decir, cuando la víctima no responde y no respira (o se encuentre con jadeos).

En el caso de haber dos rescatistas, uno inicia la reanimación cardiopulmonar básica mientras el otro efectúa la llamada de emergencia.

¿Cómo se realiza la reanimación pediátrica?

Dependiendo de dos factores: edad del niño y presencia de uno o más rescatistas.

1. Niños menores de 1 año de vida

Se deben realizar compresiones torácicas a una frecuencia de al menos 100 compresiones por minuto y con una fuerza suficiente para deprimir al menos 4 centímetros (aproximadamente un tercio del diámetro anteroposterior del tórax).

Para realizar las compresiones torácicas se describen dos métodos (Figura 4-7):

a. Comprimir el esternón con dos dedos, ubicados justo bajo una línea imaginaria entre las mamilas del niño.
b. Poner las manos rodeando el tórax del lactante, colocando ambos pulgares en el esternón, también justo bajo una línea imaginaria entre las mamilas del niño. Esta técnica se prefiere cuando alguien más se encarga de las ventilaciones (dos rescatistas).

FIGURA 4-7 • TÉCNICAS DE COMPRESIÓN TORÁCICA EN NIÑOS MENORES DE 1 AÑO

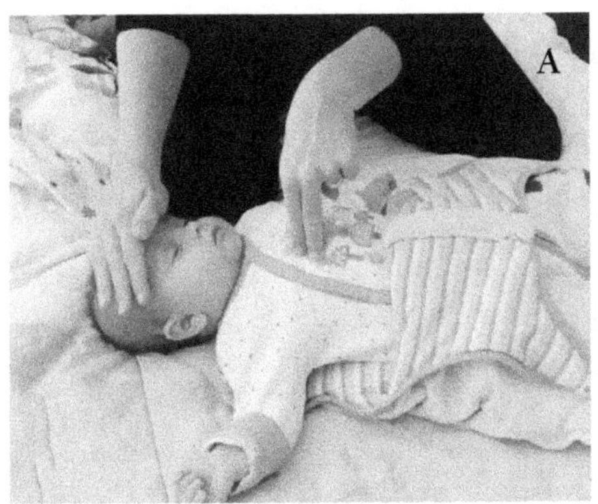

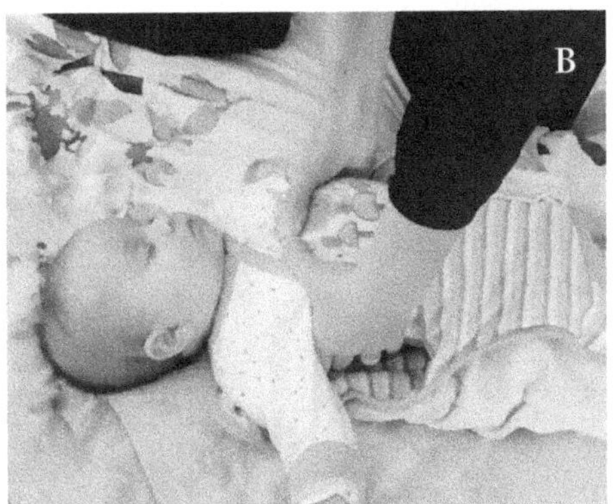

En presencia de un rescatista se deben realizar 30 compresiones seguidas de 2 ventilaciones. En caso de contar con dos rescatistas, se deben realizar 15 compresiones seguidas de 2 ventilaciones, a diferencia del paciente adulto donde siempre la secuencia será de 30 compresiones seguidas de 2 ventilaciones, independiente del número de rescatistas.

Es importante destacar que en lactantes y niños, la lengua y otras partes blandas de la vía aérea superior pueden obstruir el paso del aire e interferir con las ventilaciones. Por lo tanto, para mantener una vía aérea permeable se puede realizar la maniobra de elevación del mentón como se observa en la figura 9.

Para dar ventilaciones a un lactante menor de 1 año, la boca del rescatista debe cubrir tanto la boca y nariz del afectado, dando 2 ventilaciones de 1 segundo de duración cada una (FIGURA 4-8).

Es importante verificar que las ventilaciones sean efectivas, observando la elevación del tórax con cada ventilación. Si el tórax no se eleva, se debe reposicionar la cabeza, elevando el mentón y haciendo un mejor sello (sellar de forma efectiva la boca y nariz del niño con la del rescatista), reintentándolo hasta lograr una adecuada expansión torácica. Si hay dificultad para obtener un buen sello con la técnica descrita anteriormente, se pueden realizar ventilaciones boca a boca, para lo cual se requiere mantener la nariz del niño tapada. También se describe el uso de ventilaciones boca-nariz, manteniendo la boca cerrada.

FIGURA 4-8 · VENTILACIONES EN NIÑO MENOR DE 1 AÑO

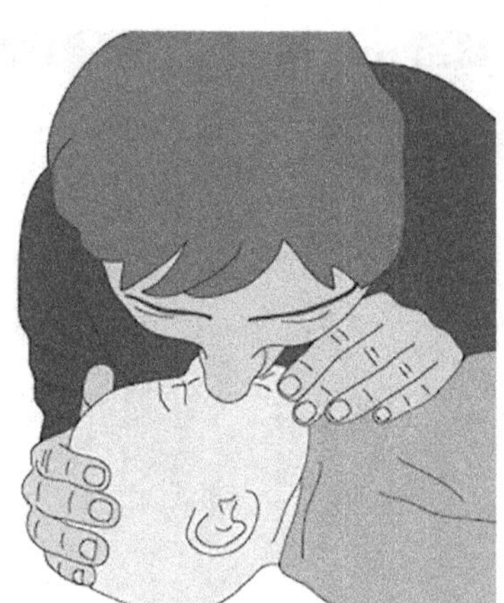

2. *Niño mayor de 1 año de vida*

En caso de un niño mayor de 1 año, el rescatista debe comprimir el tórax con el talón de una o las dos manos (FIGURAS 4-9 Y 4-10), a una frecuencia de al menos 100 compresiones por minuto y comprimiendo al menos 5 centímetros del tórax. Es importante destacar que luego de cada compresión se debe permitir la completa reexpansión torácica. Al igual que en niños menores de 1 año, en presencia de un rescatista se realizan 30 compresiones seguidas de 2 ventilaciones y, de haber dos rescatistas, se realizan 15 compresiones seguidas de 2 ventilaciones.

En los niños mayores de 1 año la técnica de ventilación es boca a boca y tapando la nariz de la víctima.

Al igual que en víctimas adultas, se debe continuar con la reanimación cardiopulmonar hasta que llegue la ayuda necesaria o el niño reaccione, ya sea despertando, moviéndose o tosiendo.

Respecto a la desfibrilación externa automática en población pediátrica, se debe tener en cuenta que debido a que la principal causa de paro cardiorrespiratorio en niños es de origen respiratorio (asfixia entre otras), siendo muy probable que el ritmo que tenga su corazón no sea desfibrilable, es decir, no responda ante la descarga de un desfibrilador externo automático (DEA). Debido a lo anterior es que escasean las recomendaciones en guías clínicas internacionales sobre el uso de desfibriladores por personas no asociadas a la atención de salud en el escenario pediátrico. Sin embargo, algunos expertos recomiendan emplear de todas formas el desfibrilador externo automático si está disponible, minimizando el retraso en el inicio de las compresiones y ventilaciones.

En casos de utilizar un desfibrilador, se prefieren aquellos con atenuador pediátrico, tanto para lactantes como para niños menores de 8 años. Pero, en situaciones que este aparato no esté disponible, cualquier desfibrilador externo automático sin atenuador puede ser usado.

FIGURA 4-9 · COMPRESIONES USANDO EL TALÓN DE UNA MANO

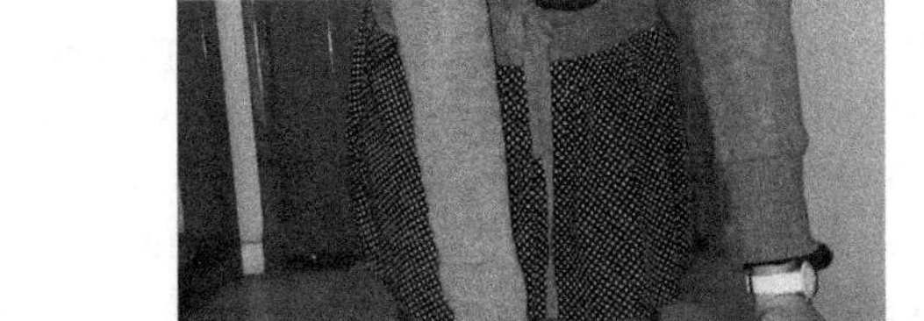

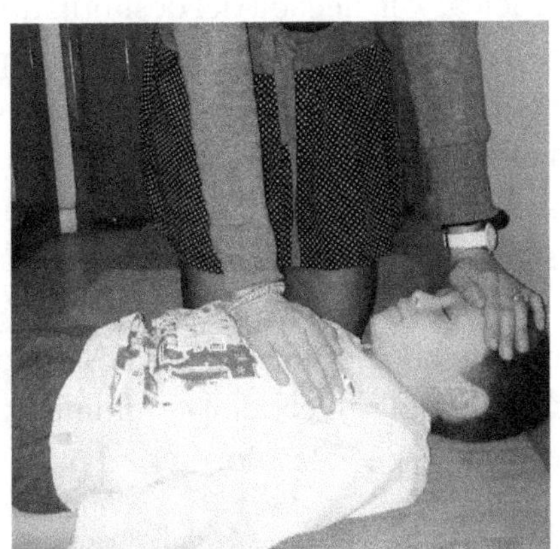

FIGURA 4-10 · COMPRESIONES CON AMBAS MANOS

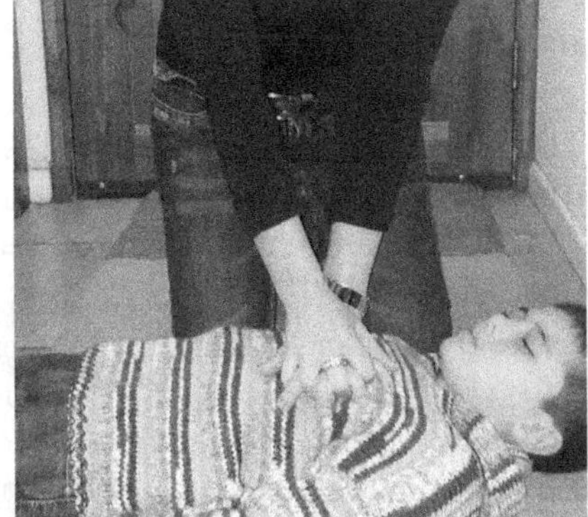

Conclusiones

El paro cardiorrespiratorio es una de las emergencias vitales más importantes de reconocer y asistir. Los estudios al respecto indican que la gran mayoría de los paros cardiorrespiratorios ocurren lejos de los centros hospitalarios y que no todas las víctimas reciben atención adecuada y precoz. Debido a lo anterior, es muy importante conocer una cadena de rescate sistematizada, junto con aprender la técnica adecuada para realizar una reanimación cardiopulmonar efectiva. La etiología del paro cardiorrespiratorio en adultos es principalmente de origen cardiovascular, por lo que la llamada de emergencia, el inicio precoz de las compresiones torácicas y la llegada del desfibrilador externo automático cobran vital importancia. Por otro lado, en la población pediátrica la etiología suele ser primordialmente respiratoria, por lo que las ventilaciones cobran mayor importancia en este grupo etario, no pudiendo prescindir de ellas como en la población adulta. En los niños se debe tener en cuenta que la técnica y el número de compresiones y ventilaciones varían en caso de contar con uno o más reanimadores.

Lo más importante de la reanimación cardiopulmonar básica es que sea precoz, rápida, intensa y sostenida en el tiempo, minimizando las interrupciones hasta la llegada del personal especializado.

Referencias

1. Guyton AC, Hall JE. Textbook of medical physiology. 11th ed. Filadelfia: Elsevier Saunders; 2006.
2. Berg RA, Hemphill R, Abella BS, Aufderheide TP, Cave DM, Hazinski MF et al. Part 5: adult basic life support: 2010 American Heart Association Guidelines for Cardiopulmonary Resuscitation and Emergency Cardiovascular Care. Circulation. [Review]. 2010 Nov 2; 122 (18 Suppl 3): S685-705.
3. Travers AH, Rea TD, Bobrow BJ, Edelson DP, Berg RA, Sayre MR et al. Part 4: CPR overview: 2010 American Heart Association Guidelines for Cardiopulmonary Resuscitation and Emergency Cardiovascular Care. Circulation. [Review]. 2010 Nov 2; 122 (18 Suppl 3): S676-684.
4. Berg MD, Schexnayder SM, Chameides L, Terry M, Donoghue A, Hickey RW et al. Part 13: Pediatric basic life support: 2010 American Heart Association Guidelines for Cardiopulmonary Resuscitation and Emergency Cardiovascular Care. Circulation. [Review]. 2010 Nov 2; 122 (18 Suppl 3): S862-875.

CAPÍTULO 5
OBSTRUCCIÓN DE LA VÍA AÉREA

Daniela Armijo F. · Ricardo Fuentes H.

Introducción

La vía aérea se puede obstruir a distintos niveles: desde la nariz o boca hasta los pulmones, y por diferentes causas. En este capítulo revisaremos los casos de obstrucción de la vía aérea más frecuentes que podemos encontrar en los primeros auxilios.

Bases teóricas

El sistema respiratorio consta de una porción conductora que lleva el aire a los pulmones y permite que podamos hablar y respirar adecuadamente. El aire entra por la nariz o boca, llega a la faringe y luego pasa por la laringe, que en su conjunto forman la vía aérea superior (Figura 5-1). En la laringe se encuentra la epiglotis, estructura que permite el flujo de aire hacia la tráquea, cuando se encuentra doblada, o dirigiendo sustancias hacia el tubo digestivo, cuando se estira y bloquea la laringe (Figura 5-2).

Esta apertura y cierre de la epiglotis se regula mediante un reflejo, el cual impide el paso de líquidos y sólidos a la vía aérea. Cuando una persona trata de tragar y tomar aire al mismo tiempo, este reflejo puede fallar y esta se atora, activando el reflejo de la tos para expulsar líquidos y/o sólidos de la vía aérea. Una vez que el aire pasa por la laringe (donde se encuentran las cuerdas vocales), sigue por la tráquea, que se divide en dos ramas dentro del tórax: los bronquios, una para cada pulmón. Los bronquios a su vez se ramifican en múltiples bronquiolos, los cuales terminan en alvéolos, pequeñas estructuras donde se realiza el intercambio gaseoso. Se denomina vía aérea inferior las estructuras desde la tráquea a los alvéolos (Figura 5-3).

FIGURA 5-1 · VÍA AÉREA SUPERIOR

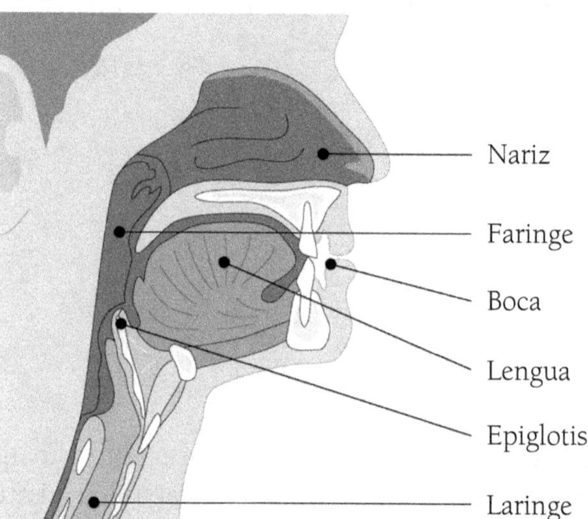

FIGURA 5-2 · EPIGLOTIS

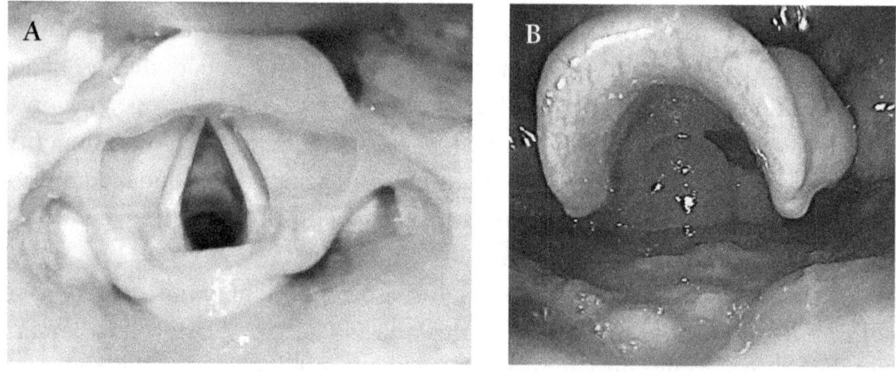

A. Se observa epiglotis doblada, permitiendo el paso de aire hacia la laringe.
B. Se observa laringe estirada, obstruyendo el paso de aire hacia la laringe.

FIGURA 5-3 • VÍA AÉREA INFERIOR

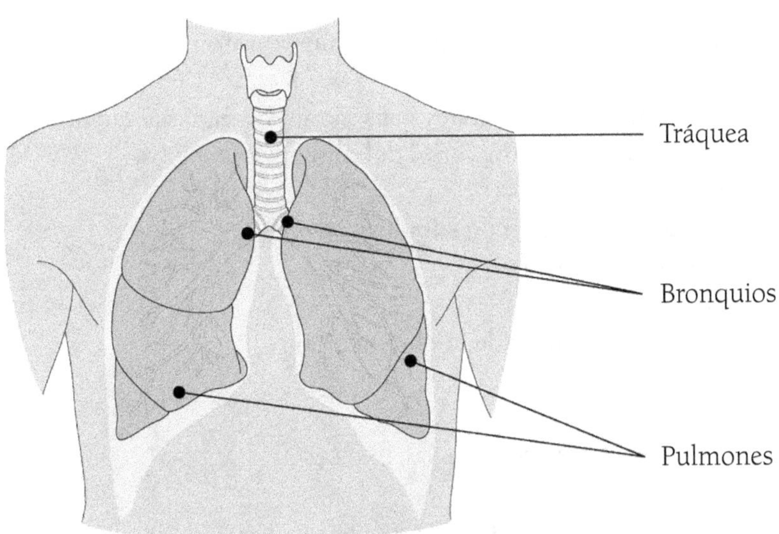

1. Obstrucción por cuerpo extraño

La obstrucción por cuerpo extraño es una emergencia médica, especialmente en niños donde es la principal causa prevenible de muerte. El 90% de las muertes que ocurren por asfixia secundaria a cuerpo extraño en la vía aérea se producen en niños. Los niños menores de 3 años tienen más riesgo de aspiración de un cuerpo extraño, y la mayoría de los objetos aspirados son monedas y semillas (nueces, almendras, maní). A nivel mundial, el maní es uno de los principales causales de asfixia por cuerpo extraño, sugiriéndose que un niño no coma maní hasta saber escribirlo. Este accidente toma importancia alrededor de los 4 meses de edad, cuando los niños empiezan a llevarse objetos a la boca.

La obstrucción por cuerpo extraño en la vía aérea puede ser a nivel de la faringe, laringe, tráquea y bronquios, siendo este último el lugar más frecuente.

Los riesgos de una obstrucción abrupta y total de la vía aérea es que la víctima puede caer en paro respiratorio o cardiorrespiratorio, secundario a la falta de oxígeno en la sangre.

¿Cómo reconocer una obstrucción por cuerpo extraño?

Se pueden observar los siguientes signos y síntomas:

- Generalmente, la víctima lleva sus manos cruzadas al cuello, maniobra conocida como señal universal del ahogo (Figura 5-4)
- Fuerte tos irritativa
- Respiración sibilante (con silbidos)
- Dificultad para tragar
- Pánico
- Dolor local en el lugar de la obstrucción

Figura 5-4 · Señal universal de ahogo

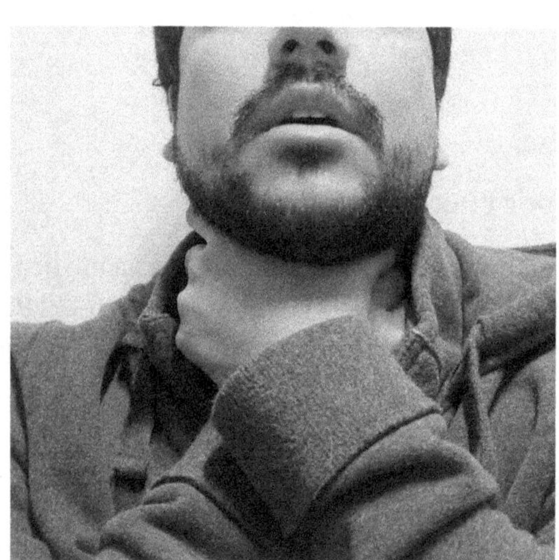

La obstrucción puede ser leve o severa. Se reconoce una obstrucción severa en los siguientes casos:

- Ausencia de tos
- Dificultad para hablar
- Dificultad para respirar
- Cianosis (coloración azul de labios, piel y uñas)

Si al preguntarle a la víctima si está atorada, esta responde asintiendo con la cabeza, sin hablar, es clásicamente un caso de obstrucción severa.

¿Cómo actuar?

- **Obstrucción leve:** Se debe tranquilizar a la víctima. Si está tosiendo, no es necesario realizar ninguna maniobra en particular para no interferir con la tos y esfuerzos respiratorios espontáneos, ya que estos son mucho más efectivos para eliminar el cuerpo extraño que alguna maniobra en particular. Se debe acompañar y vigilar a la víctima todo el tiempo.
- **Obstrucción severa:** Se debe actuar rápidamente y realizar la maniobra para despejar la vía aérea, denominada maniobra de Heimlich. Si existe un solo rescatista y la víctima tiene dificultad respiratoria, este debe realizar la llamada de emergencia antes de realizar dicha maniobra. En caso de que estén presentes dos rescatistas, uno comienza con la maniobra de Heimlich mientras el otro realiza la llamada de emergencia.

Maniobra de Heimlich

Se efectúa de diferentes maneras, dependiendo de la edad de la víctima:

- **Adultos:** Ubicarse por detrás de la víctima con una de las piernas adelantada y bloqueada, apoyando la cadera contra la espalda de la víctima. Rodearlo con los brazos y colocar la mano hábil empuñada más arriba del ombligo de la víctima. Con la otra mano cubrir la mano apoyada en el abdomen y ejercer una fuerza en dirección hacia atrás y arriba, de tal magnitud que sea capaz de levantar los talones de la víctima del suelo (Figura 5-5).
- **Niños (mayores de 1 año o que caminen):** La maniobra de Heimlich se realiza de la misma forma que en los adultos, pero no se debe presionar con la misma fuerza, ya que puede ser perjudicial. Si el niño es muy pequeño, el adulto puede adoptar la posición de rodillas para facilitar la maniobra (Figura 5-6).

FIGURA 5-5 · MANIOBRA DE HEIMLICH EN ADULTOS

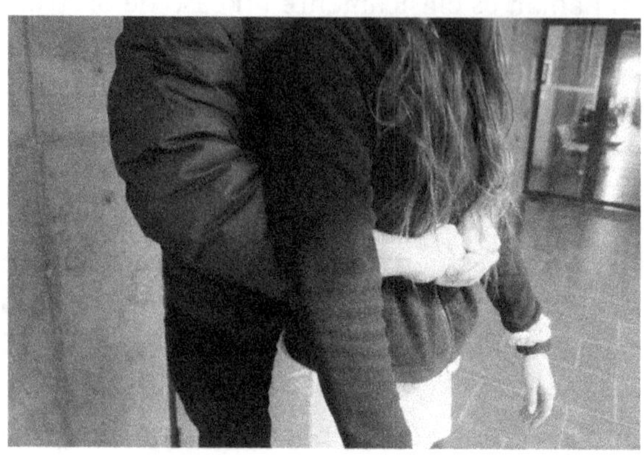

FIGURA 5-6 · MANIOBRA DE HEIMLICH EN NIÑOS

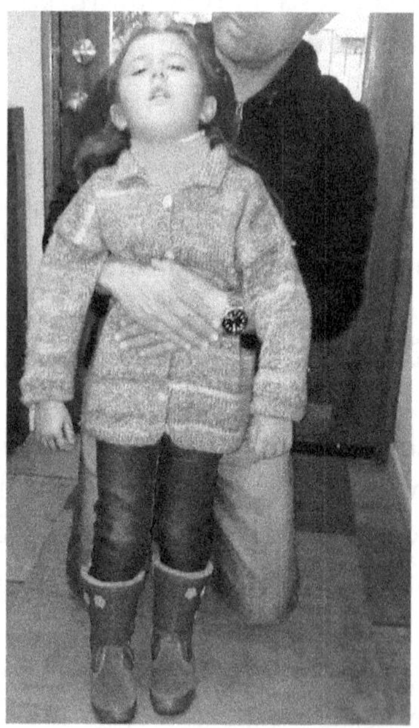

- **Lactantes (menores de 1 año o que no caminen):** En este caso se debe colocar al lactante boca abajo, sobre el antebrazo del adulto, inclinado hacia abajo, apoyando los dedos de la mano sobre la mandíbula para sujetar la cabeza y con un dedo se debe mantener la boca abierta. El antebrazo sobre el cual está la víctima debe estar a su vez apoyado sobre otra superficie fija, como el muslo, para evitar caídas y hacer más efectiva la maniobra. Con el talón de la otra mano, dar 5 golpes fuertes y rápidos en la espalda de la víctima, en la región entre las escápulas u omóplatos.

Luego se da vuelta al lactante, ahora boca arriba y también apoyado sobre el antebrazo del rescatista. Se colocan 2 dedos en la mitad del esternón y se realizan 5 compresiones fuertes y rápidas hacia abajo. Una vez concluida esta etapa de la maniobra de Heimlich en lactantes, se observa dentro de la boca de la víctima y solo en caso que el objeto sea visible se puede intentar retirar como gancho. No se deben realizar compresiones abdominales porque pueden resultar perjudiciales para su salud (FIGURA 5-7). Si el lactante persiste asfixiado, se debe continuar con la maniobra hasta la llegada del equipo de rescate.

FIGURA 5-7 • MANIOBRA DE HEIMLICH EN LACTANTES

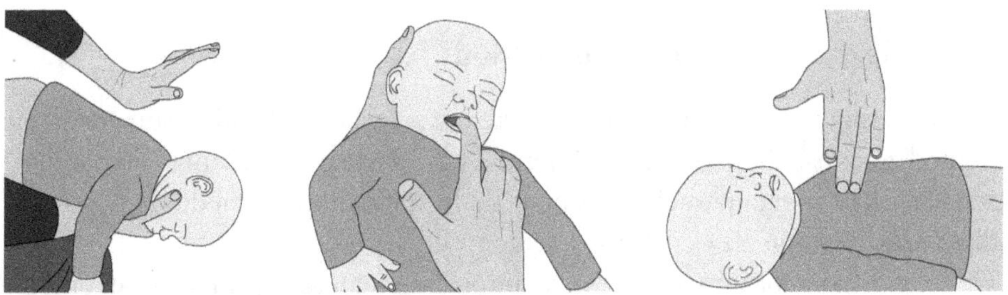

Se debe tener precaución con propinar golpes sobre el cráneo o generar asfixia al tapar las fosas nasales con la mano que sujeta la cabeza.

CASOS ESPECIALES

Pacientes embarazadas u obesidad: La maniobra se realiza de manera similar al paciente adulto, con la diferencia que se pide a la víctima que separe los brazos del cuerpo y eleve los codos, ubicando las manos empuñadas bajo el esternón y realizando la fuerza hacia atrás en dirección horizontal y no hacia arriba.

En todos los casos descritos, la maniobra de Heimlich se realiza hasta que el cuerpo extraño es expulsado de la vía aérea o la víctima vuelva a toser espontáneamente. También se suspende la maniobra antes descrita cuando la víctima pierde la conciencia, debiendo iniciarse reanimación cardiopulmonar, como se describe a continuación.

Si la víctima cae inconsciente y no respira, se debe recostar de espalda y con cuidado sobre una superficie dura, procediendo con la secuencia de reanimación cardiopulmonar, sin chequear la presencia de pulso (capítulo 4: "Reanimación cardiopulmonar"). Si el rescatista está acompañado, uno debe realizar la llamada de emergencia mientras el otro empieza con la secuencia de reanimación cardiopulmonar. Si el rescatista se encuentra solo, debe realizar la llamada de emergencia antes de iniciar la reanimación. Se recomienda mirar la boca y extraer el cuerpo extraño en caso de que sea visible, con un dedo en forma de gancho, pero sin demorar el inicio de la reanimación cardiopulmonar.

Durante la reanimación cardiopulmonar, se recomienda cada 2 minutos abrir la boca de la víctima para mirar al interior de esta y observar si el objeto está presente, pero sin que lo anterior signifique un retraso ni detención de las compresiones cardíacas.

2. Asfixia o casi asfixia por inmersión

Se define asfixia por inmersión a la muerte por sofocación debida a sumersión en un medio acuoso dentro de las primeras 24 horas de un accidente. En cambio, casi asfixia es la recuperación después de la sumersión en medio acuoso más allá de las 24 horas de ocurrido el accidente.

La asfixia por inmersión es una importante causa de muerte prevenible. En el mundo ocurren 500.000 muertes al año por esta causa y en Estados Unidos provoca 3.500 muertes no intencionales anualmente. El principal grupo de riesgo son los menores de 5 años, generalmente niños que no saben nadar y caen accidentalmente en piscinas o tinas del baño en sus hogares. El segundo grupo de riesgo son los adolescentes, en quienes la asfixia por inmersión ocurre en espacios abiertos como playas, ríos y lagos, generalmente bajo los efectos del alcohol o sustancias ilícitas.

Existen enfermedades que tienen más riesgo de sufrir asfixia por inmersión, como la epilepsia, donde una crisis convulsiva puede ocurrir mientras la víctima se encuentra dentro del agua o practica natación.

La importancia de actuar a tiempo radica en que el tiempo que la víctima pasa sin recibir aporte de oxígeno en su organismo es determinante para las eventuales consecuencias que tendrá a futuro.

Cuando ocurre una inmersión en medio acuoso (denominado comúnmente "ahogo"), se producen una serie de eventos que llevan a la asfixia. Inicialmente, hay una reacción de pánico que se caracteriza por una apnea voluntaria y movimientos natatorios instintivos. Posteriormente, por la falta de oxígeno y el exceso de dióxido de carbono, se producen contracciones involuntarias del diafragma, acompañadas del cierre voluntario de la laringe. En esta etapa se tragan grandes cantidades de agua. Finalmente, llega un momento en que no se puede mantener el cierre de la laringe, produciéndose la entrada de agua en forma pasiva a los pulmones. A medida que la falta de oxígeno se hace más severa, sobrevienen pérdida de conciencia y convulsiones para, finalmente, llegar al paro cardiorrespiratorio y muerte.

Conducta

1. Lo primero es evaluar la situación, para minimizar los riesgos para el rescatista.
2. Sacar a la víctima del agua lo antes posible.
3. Realizar la llamada de emergencia. Si el rescatista está solo, realizarla luego de 2 minutos de reanimación cardiopulmonar (RCP).
4. Iniciar maniobra de RCP lo antes posible. En esta situación en particular las ventilaciones son muy importantes.
5. No realizar compresiones en el agua, ya que son inefectivas.
6. Retirar la ropa mojada, secar y proteger del viento, sin que lo anterior retrase el inicio de las compresiones torácicas. Los líquidos calientes no son útiles.
7. No realizar la maniobra de Heimlich, ya que el agua no actúa como un cuerpo extraño. Es más, solo podría causar daño, vómitos, aspiración pulmonar de contenido gástrico y retraso del inicio de las compresiones.
8. Las ventilaciones boca a boca en el agua podrían ser útiles, pero únicamente cuando son realizadas por un rescatista entrenado.
9. Sospechar fracturas de columna vertebral o daño de médula espinal en sujetos con signos de intoxicación etílica o que cayeron en aguas poco profundas.

Las ventilaciones se deben realizar de la siguiente forma:

1. Asegurar permeabilidad de la vía aérea, situando la cabeza del paciente en posición de olfateo, hiperextendiendo la cabeza y elevando el mentón (FIGURA 5-8).
2. Cubrir la boca de la víctima completamente con la boca del reanimador, tapar la nariz del paciente con los dedos e insuflar el aire contenido en los pulmones por 2 segundos, de modo de lograr la expansión del tórax y luego repetir una segunda insuflación. En caso de niños pequeños, cubrir la nariz y boca con la boca del rescatista (FIGURA 5-9).

FIGURA 5-8

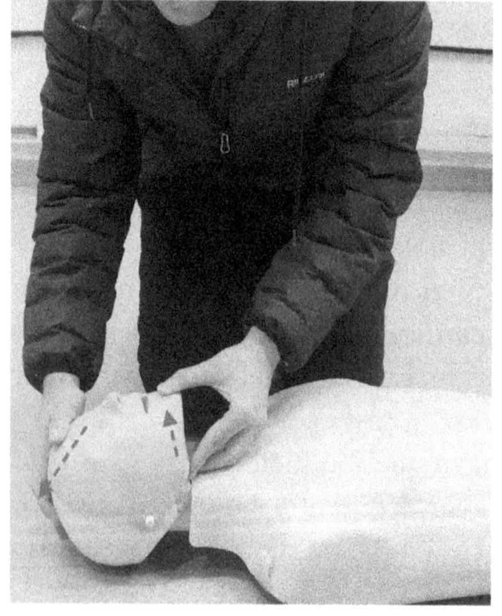

FIGURA 5-9

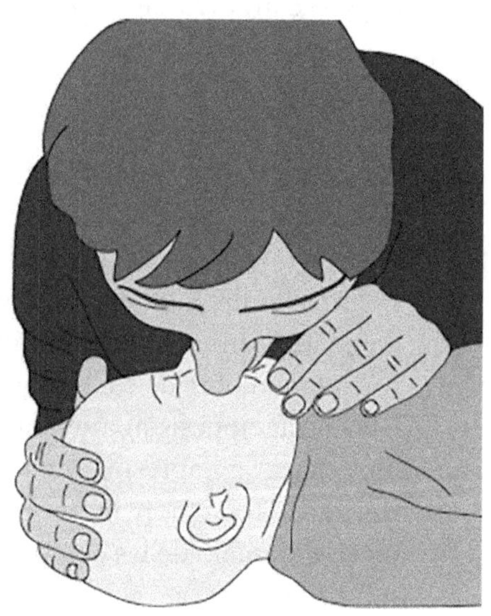

PREVENCIÓN

Lo más importante en este tipo de accidente es su prevención, la cual dependerá de la edad de la eventual víctima:

- Recién nacidos a 4 años:
  - Mantener vigilancia constante mientras el menor se encuentre cerca o dentro del agua, por un adulto responsable

  - Vigilar juegos en las piscinas
  - Cercar las piscinas
  - Uso de chaleco salvavidas
  - Eliminar recipientes con agua
  - Instruir en RCP básica a los cuidadores
- 5 a 12 años:
  - Clases de natación
  - Supervisión por adulto
  - Normas de seguridad en la piscina (evitar maniobras peligrosas como clavados, "bombitas", juegos bruscos, entre otras)
  - Educar sobre riesgos dentro del agua
- Adolescentes:
  - Clases de natación, si es que no sabe nadar
  - Normas de seguridad en la piscina (evitar maniobras peligrosas como clavados, "bombitas", juegos bruscos, entre otras)
  - Supervisar la ingesta de alcohol o sustancias ilícitas en la práctica de deportes acuáticos
  - Entrenamiento en RCP básica

3. Crisis asmática

El asma bronquial es una enfermedad frecuente y en la mayoría de los casos el paciente conoce que padece esta enfermedad, teniendo un tratamiento crónico. En el asma bronquial ocurre una inflamación a nivel de los bronquiolos, estructuras que siguen a continuación de los bronquios. Esta inflamación lleva a que los bronquiolos se estrechen, impidiendo el adecuado paso del aire hacia los alvéolos, lo que puede generar una disminución aguda de la cantidad de oxígeno en la sangre. Además, se produce un aumento de las secreciones bronquiales, las cuales también obstaculizan el paso del aire hacia los alvéolos.

La inflamación de la vía aérea en las personas asmáticas es producida por ciertos agentes, algunas veces conocidos por los pacientes, como caspas o pelaje de animales, polvo, polen, pasto, temperatura ambiental baja, químicos ambientales, alimentos, humo de cigarrillo, ejercicio, emociones fuertes, infecciones respiratorias (como el resfrío común), entre otros. Si un paciente asmático conocido presenta dificultad respiratoria y está cerca o en contacto con algún agente desencadenante, lo más probable es que se trate de una crisis asmática.

¿Cómo reconocer una crisis asmática?

- La gran mayoría de las veces, la víctima tiene el diagnóstico de asma bronquial previo
- Dificultad respiratoria aguda ("falta de aire")
- Sensación de "pecho apretado" referida por el paciente
- Sibilancias (silbidos en el pecho)
- Aumento de la tos y secreciones

Signos de severidad:

- Cianosis (coloración azul de labios y piel)
- Dificultad respiratoria importante en reposo y al hablar (habla entrecortada)
- Compromiso de conciencia
- Ansiedad
- Sudoración

Conducta

- Remover el agente causal de la crisis si es identificado
- Acompañar y tranquilizar a la víctima
- Aconsejar respiración lenta y con espiración prolongada (que bote el aire lentamente)
- Poner al paciente en posición sentado
- Soltar ropas del paciente
- Ayudar a usar su inhalador, habitualmente en base a salbutamol, que es un potente broncodilatador. El salbutamol "abre" los bronquiolos, permitiendo un mayor paso de aire hacia los alvéolos.
- En caso de que no tenga inhalador o que no disminuyan los síntomas con el uso de este, realizar la llamada de emergencia o llevar de inmediato al servicio de urgencia más cercano.

Conclusiones

La obstrucción de la vía aérea es un evento frecuente en los primeros auxilios. Como en toda evaluación inicial, primero se debe descartar la presencia de un paro cardiorrespiratorio antes de tomar cualquier otra medida. Posteriormente, se evalúa la vía aérea de la víctima. Ante una sospecha de obstrucción severa de la vía aérea por la presencia de un cuerpo extraño, se debe utilizar la maniobra de Heimlich, recordando sus diferencias en los adultos, niños, lactantes, obesos y embarazadas. La asfixia por inmersión tiene un manejo específico, priorizando la ventilación de la víctima, pero sin olvidar que lo más importante es su prevención, especialmente en la población infantil. En las crisis asmáticas se debe mantener tranquila a la víctima, poniéndola en posición cómoda y sentada, y ayudándolo con el uso de su inhalador habitual. Se debe evaluar la necesidad de traslado al servicio de urgencia más cercano si los síntomas no disminuyen con el uso de inhalador o si se origina una crisis asmática más severa de lo habitual.

Referencias

1. Berg RA, Hemphill R, Abella BS, Aufderheide TP, Cave DM, Hazinski MF et al. Part 5: adult basic life support: 2010 American Heart Association Guidelines for Cardiopulmonary Resuscitation and Emergency Cardiovascular Care. Circulation. [Review]. 2010 Nov 2; 122 (18 Suppl 3): S685-705.
2. Berg MD, Schexnayder SM, Chameides L, Terry M, Donoghue A, Hickey RW et al. Part 13: Pediatric basic life support: 2010 American Heart Association Guidelines for Cardiopulmonary Resuscitation and Emergency Cardiovascular Care. Circulation. [Review]. 2010 Nov 2; 122 (18 Suppl 3): S862-875.
3. Cruz E., Moreno R. Asma bronquial. Aparato respiratorio y fisiología clínica. Santiago: Ediciones UC; 2007.
4. Part 10.5: Near-Fatal Asthma. Circulation. 2005 December 13, 2005; 112 (24 suppl): IV-139-IV-142.

CAPÍTULO 6
INFARTO AGUDO AL MIOCARDIO Y ACCIDENTE VASCULAR ENCEFÁLICO

Carolina Núñez P. · Maximiliano Zamora H. · Claudio Nazar J.

Introducción

Uno de los pilares básicos de los primeros auxilios es saber reconocer situaciones de peligro vital, de manera de ser capaz de responder de forma rápida y adecuada para aumentar las posibilidades de recuperación y sobrevida de la víctima. En este capítulo analizaremos dos grandes situaciones de emergencia de origen cardiovascular: el **infarto agudo al miocardio (IAM)** y el **accidente vascular encefálico (AVE)**. Ambas pueden llegar a ser letales y/o dejar secuelas importantes en la salud de los afectados que, en la gran mayoría, resultan irreversibles.

Las enfermedades del sistema circulatorio o cardiovascular son causa de un 27,1% de la mortalidad general, entre las cuales el accidente vascular encefálico y el infarto agudo al miocardio son las más importantes, lo que significa que estas patologías son responsables de más de un cuarto de las muertes en Chile, en todas las edades y por todas las causas (datos 2011-2013). Además, se ha visto que el accidente vascular encefálico es la primera causa de muerte específica en Chile, seguida por las enfermedades isquémicas del corazón, entre las cuales está el infarto agudo al miocardio (Tabla 6-1).

Tabla 6-1 · Mortalidad por causas específicas en Chile en el período 2011-2013

Causa de muerte	**Tasa (por 100.000 habitantes)**
Accidente vascular encefálico	50,65
Enfermedades isquémicas del corazón	41,73
Cirrosis hepática y otras enfermedades del hígado	23,64
Enfermedades hipertensivas arteriales	20,22
Diabetes Mellitus	19,86

Estas enfermedades del sistema circulatorio comparten ciertas situaciones predisponentes, que corresponden a los llamados "factores de riesgo", entre los cuales están la inactividad física o sedentarismo, tabaquismo, hipertensión arterial, colesterol sanguíneo elevado, sobrepeso y obesidad, diabetes mellitus y consumo de alcohol en exceso, entre otros. Lamentablemente, un importante porcentaje de la población chilena tiene uno o más de estos factores de riesgo (Tabla 6-2), que además de impactar por separado, se potencian, aumentando la posibilidad de presentar un evento cardiovascular agudo. Cabe destacar según las cifras que uno de cada cuatro chilenos es obeso.

Está demostrado que 28% de la población chilena tiene un riesgo cardiovascular moderadamente alto a muy alto, gracias a la combinación de los distintos factores de riesgo antes descritos.

TABLA 6-2 • PREVALENCIA DE FACTORES DE RIESGO CARDIOVASCULAR SEGÚN LA ENCUESTA NACIONAL DE SALUD CHILENA DEL AÑO 2009-2010

Problema de salud	**Prevalencia**
Tabaquismo	40,6%
Sobrepeso	39,3%
Obesidad	25,1%
Diabetes mellitus	9,4%
Sedentarismo	88,6%
Síntomas depresivos en último año	17,2%

Con los datos entregados, se puede concluir que la prevalencia de accidente vascular encefálico e infarto agudo al miocardio es alta, resultando indispensable conocer algunos puntos claves de los mecanismos fisiopatológicos involucrados en estas patologías, sus manifestaciones clínicas y su manejo básico antes de la asistencia médica avanzada.

Bases teóricas

Las bases teóricas con respecto al sistema cardiovascular y respiratorio han sido tocadas en capítulos anteriores (Capítulo 2: "Signos vitales", y Capítulo 4: "Reanimación cardiopulmonar"), por lo que en este capítulo detallaremos de modo exclusivo las bases teóricas de los temas principales: infarto agudo al miocardio y accidente vascular encefálico. Se aconseja leer los capítulos antes mencionados para tener una comprensión total del tema.

Infarto agudo al miocardio

El corazón es un órgano que tiene células musculares (forman en conjunto al miocardio: el músculo del corazón) que cumplen la función de contraerse para poder bombear la sangre por las arterias al resto del cuerpo, pero también por sus propias arterias, llamadas arterias coronarias.

Estas arterias son muy finas y susceptibles a sufrir un proceso llamado aterosclerosis, en el cual depósitos de colesterol se incorporan a la pared de las arterias, disminuyendo su calibre hasta llegar a hacerlo crítico para el adecuado paso del flujo sanguíneo (FIGURA 6-1). Este proceso es aumentado por los factores de riesgo antes descritos: hipertensión arterial, diabetes mellitus, colesterol alto en la sangre, tabaquismo, obesidad, sedentarismo, etcétera, los cuales pueden ser modificados al cambiar el modo de vida de los pacientes y tratados con ciertos medicamentos. Otros factores de riesgo, que no pueden ser modificados ni tratados, son los antecedentes familiares de alguna de estas enfermedades y edad mayor a 45 años en hombres (55 en mujeres).

FIGURA 6-1 · EL DEPÓSITO DE COLESTEROL EN LAS PAREDES DE LAS ARTERIAS PRODUCE ATEROSCLEROSIS, LO QUE SE TRADUCE EN UNA REDUCCIÓN DEL LUMEN DE LAS ARTERIAS CORONARIAS, HACIÉNDOLAS SUSCEPTIBLES A UNA OCLUSIÓN TOTAL

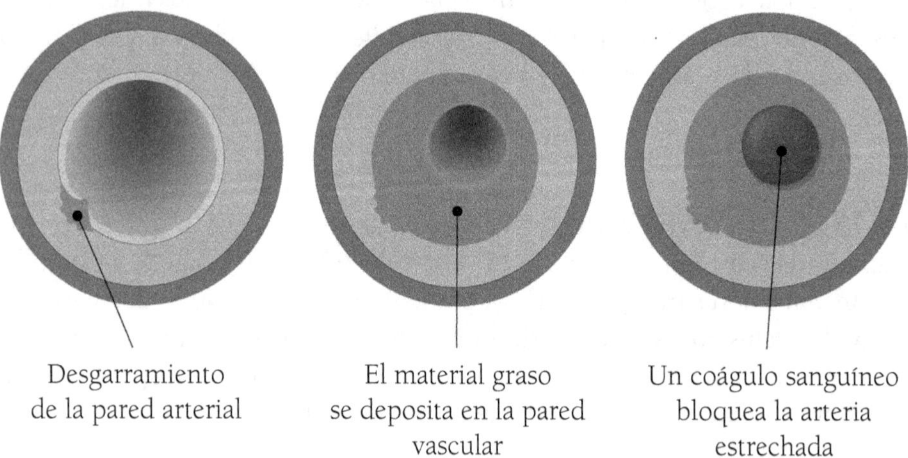

En el infarto agudo al miocardio, una de las arterias coronarias se ocluye completa o de manera muy importante y deja de aportar nutrientes y oxígeno a una zona del corazón, por lo que las células comienzan a funcionar mal y, de mantenerse esta situación por algunas horas, pueden llegar a morir, proceso conocido como infarto.

Lo anterior causa que la persona perciba un dolor intenso en el pecho (en el centro del pecho generalmente irradiado hacia atrás), opresivo ("como si un elefante se subiera encima") y que puede extenderse también hacia la mandíbula, el brazo izquierdo y/o a la "boca del estómago"; con una duración mayor a 20 minutos, pudiendo presentarse en reposo o actividad, y acompañándose de sudoración profusa, angustia, dificultad para respirar, náuseas, vómitos y/o mareos.

La sintomatología anteriormente descrita corresponde a un infarto agudo al miocardio típico, pero no es raro que en algunas mujeres, pacientes diabéticos y personas ancianas no manifiesten el dolor torácico típico, o bien el dolor se presente con irradiación hacia zonas diferentes a las descritas, por lo que es muy importante tener presente esta patología en personas adultas con alguno de los factores de riesgo descritos y con dolor en el tórax o extremidades superiores de inicio repentino e inexplicable.

Las consecuencias que puede tener un infarto agudo al miocardio son variadas: desde repercusiones mínimas en el funcionamiento del corazón, si se pesquisó a tiempo o fue de un área pequeña del miocardio, hasta una disfunción importante del órgano, que puede llevar a compromiso de conciencia, paro cardiorrespiratorio y, eventualmente, la muerte.

Hay formas fáciles de disminuir el riesgo de presentar un infarto agudo al miocardio como control médico periódico, suspensión del cigarrillo, dieta sana y balanceada, ejercicio físico regular, evitar exceso del colesterol sanguíneo y control del estrés, entre otros.

Accidente vascular encefálico

Hay varios términos que se ocupan para hablar del mismo fenómeno: accidente vascular encefálico (AVE), accidente cerebrovascular (ACV), ictus y apoplejía.

Las consecuencias que puede traer un accidente vascular encefálico suelen ser bastante ominosas, pues se describe que 30% de las víctimas fallecen (1 de cada 3 pacientes), 40% quedan con secuelas neurológicas y solo 30% se recupera satisfactoriamente.

El accidente vascular encefálico corresponde a una alteración en las arterias que irrigan el cerebro, que pueden traducirse en una hemorragia (sangrado) y/o en una obstrucción de ellas por distintas causas, situación parecida a lo que pasa en el infarto agudo al miocardio, siendo lo más común la oclusión a nivel de las arterias del cerebro en 80% de los casos. En ambas situaciones (hemorragia u obstrucción) existe una caída drástica del flujo de sangre hacia las células del cerebro (llamadas neuronas), disminuyendo bruscamente el aporte de nutrientes y oxígeno a ellas, provocando que las neuronas no funcionen adecuadamente y, eventualmente, puedan morir. La muerte neuronal es conocida como infarto cerebral.

Las características de las personas con mayor riesgo de tener un accidente vascular encefálico son muy similares a las descritas para el infarto agudo al miocardio, ya que los factores de riesgo son los mismos. La gran diferencia que existe entre las células del corazón y del cerebro es que estas últimas son capaces de soportar solo unos pocos minutos (máximo 5 minutos) sin aporte de oxígeno y nutrientes antes de dejar de funcionar definitivamente; mientras que las primeras (células cardíacas) pueden estar un período mayor de tiempo (horas) sin dicho aporte antes de morir (llegar al infarto).

El cerebro es el centro operativo de todas las funciones del ser humano. Es gracias a este órgano que una persona puede moverse, hablar, pensar, comunicarse con el resto y tener percepciones a través de los sentidos y emociones, entre muchas otras tareas. Existen sectores del cerebro que se especializan en cada una de estas funciones (FIGURA 6-2).

Dependiendo de cuál de estas zonas del cerebro tenga un menor flujo de sangre y, por ende, menor aporte de oxígeno y nutrientes, serán las manifestaciones clínicas (síntomas y signos) que presentará el paciente. Por ejemplo, si disminuye el flujo de la zona del cerebro que regula el movimiento de una pierna, la persona de forma súbita tendrá dificultad para moverla.

Relacionado con lo anterior, es importante aprender el concepto de "hemicuerpo", que se entiende como la mitad del organismo al trazar una línea media a lo largo de la persona, quedando un hemicuerpo derecho y uno izquierdo (FIGURA 6-3). Se debe conocer que un lado del cerebro controla la mitad del cuerpo (hemicuerpo) del otro lado (contralateral), es decir, el lado derecho del cerebro controla el hemicuerpo izquierdo y viceversa. Así, si la persona no puede mover el lado derecho de su cuerpo, la lesión (hemorragia u obstrucción) se produjo en el lado izquierdo del cerebro.

FIGURA 6-2 · ZONAS DEL CEREBRO ENCARGADAS DE FUNCIONES ESPECÍFICAS DEL SISTEMA NERVIOSO

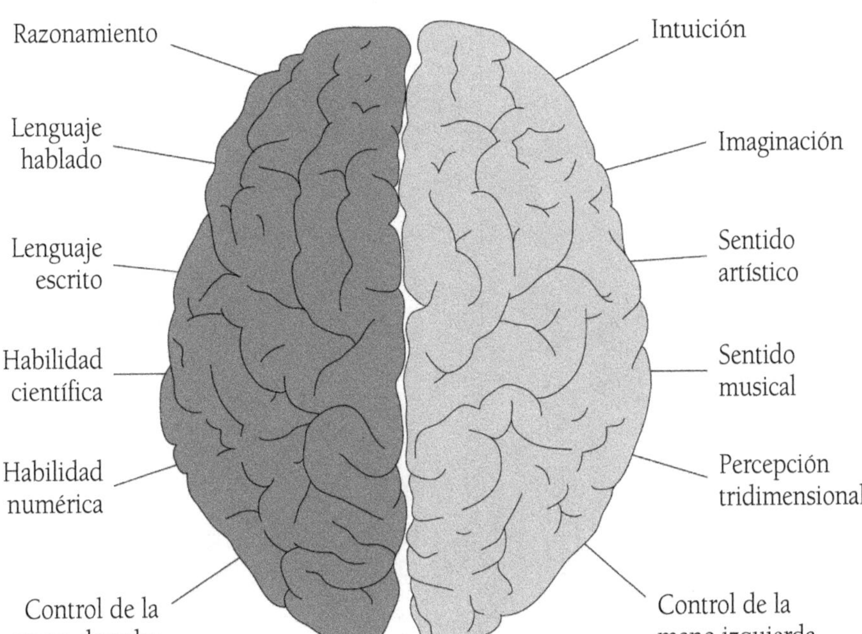

Las manifestaciones de un accidente vascular encefálico pueden ser tantas como funciones existen en el cerebro, siendo lo más importante su aparición súbita y aguda. Los síntomas y signos más comunes de encontrar en una víctima de un accidente vascular encefálico son:

- Pérdida de la fuerza corporal de un hemicuerpo (o parte de él), 80% de las veces
- Trastorno del lenguaje (dificultad para hablar)
- Dolor de cabeza intenso, "el peor de la vida"
- Compromiso de conciencia y/o alteraciones conductuales
- Alteraciones en el equilibrio

FIGURA 6-3 · HEMICUERPOS DERECHO E IZQUIERDO

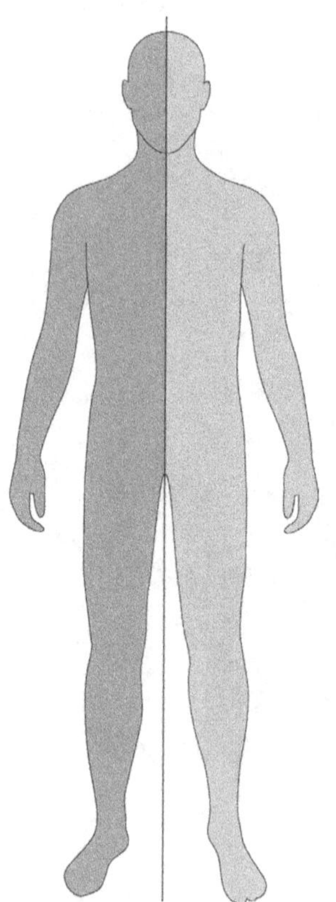

Considerando la importancia de esta enfermedad y al hecho de que un gran porcentaje de las víctimas con accidente vascular encefálico no llegan a tiempo a los servicios de urgencia, el Reino Unido impulsó una campaña que busca sospechar precozmente su ocurrencia, llamada ACT FAST, la que se traduce al español como actuar rápido (FIGURA 6-4). Esta evaluación logra pesquisar tempranamente 70% de los accidentes vasculares encefálicos.

El mensaje más importante es que mientras antes se actúe, mayor será la probabilidad de sobrevivir y no tener secuelas.

FIGURA 6-4 · CAMPAÑA ACT FAST

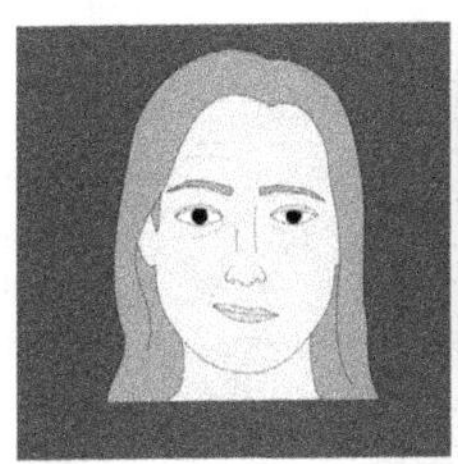
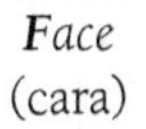
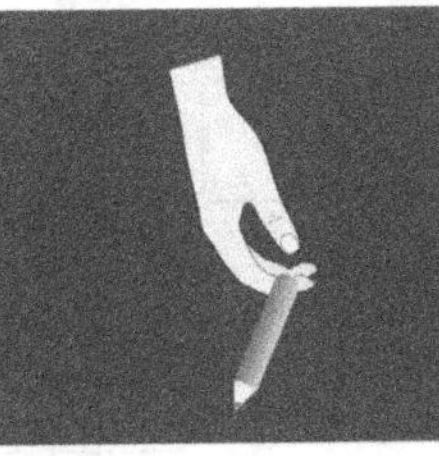
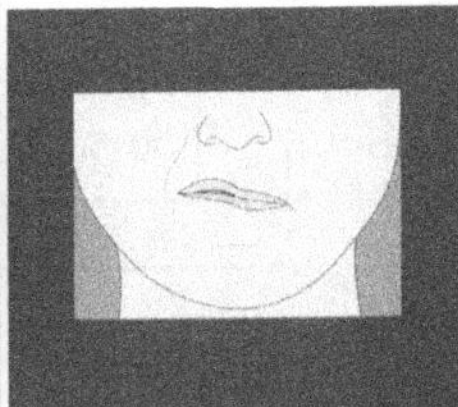
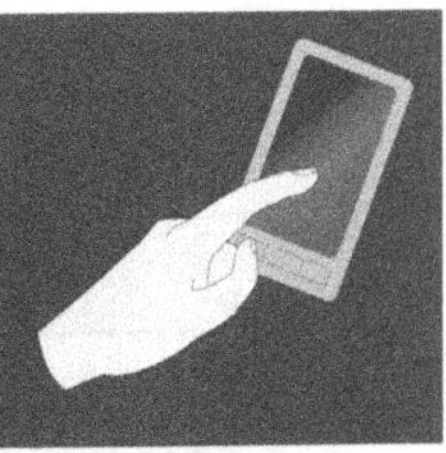

Face (cara) | *Arm* (brazo) | *Speech* (habla o discurso) | *Time to act!* (¡tiempo de actuar!)

F: *Face* (cara): asimetrías súbitas en la cara.
A: *Arm* (brazo): caída de los brazos o pérdida de fuerza, siguiendo el concepto de hemicuerpo.
S: *Speech* (habla o discurso): la persona habla de forma extraña porque no articula bien las palabras o dice frases sin sentido, dificultando la capacidad de comunicarse con ella.
T: *Time to act!* (¡tiempo de actuar!): con una o más de las características antes descritas se debe hacer la llamada de emergencia lo antes posible.
Para mayor información, visite la página web: http://www.nhs.uk/actfast/Pages/stroke.aspx

Primeros auxilios y cadena de rescate en IAM (FIGURA 6-5)

Si se tiene la sospecha de que una persona esté padeciendo un infarto agudo al miocardio, se deben seguir los pasos de la cadena de rescate descritos en el capítulo 1: "Emergencia, cadena de rescate y medidas básicas". En este contexto cobra especial importancia la evaluación inicial de la persona, ya que es una situación diametralmente distinta la de un hombre adulto mayor comprometido de conciencia y que no respira, a la del mismo paciente con un dolor intenso en el pecho, opresivo e irradiado al brazo izquierdo, ya que este último es capaz de comunicarse con el rescatista y, comúnmente, se encuentra en mejores condiciones generales.

FIGURA 6-5 · MANEJO DE SOSPECHA DE IAM. SIGNOS VITALES SE REFIERE A EVALUAR CIRCULACIÓN Y RESPIRACIÓN

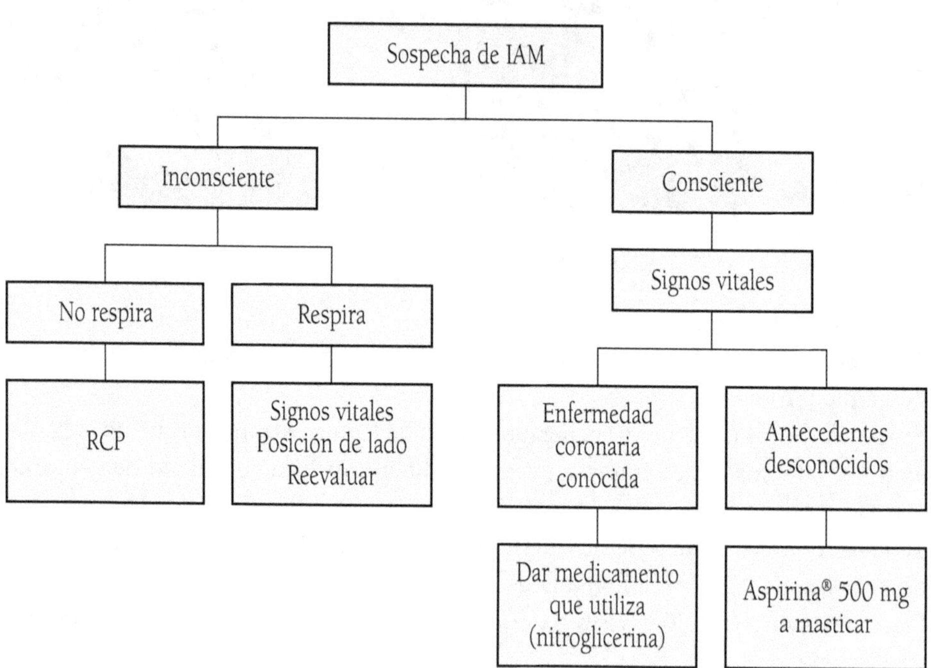

En el primer caso, se debe efectuar la llamada de emergencia de inmediato para luego iniciar la reanimación cardiopulmonar. En el segundo caso, después de realizar la llamada de emergencia hay que seguir las indicaciones que se explicarán a continuación, teniendo en cuenta que la víctima se puede agravar en cualquier momento, llegando a una situación parecida a la descrita en el primer caso.

Para aquellos casos de sospecha de infarto agudo al miocardio con paciente consciente (despierto y orientado), primero se debe tranquilizarlo y ponerlo de forma cómoda, aflojar la ropa ceñida y no dejarla sola, a menos que sea para ir en busca de ayuda y/o efectuar la llamada de emergencia. Mientras llega la ayuda especializada, se deben evaluar constantemente los signos vitales y vigilar que la condición del paciente no empeore.

Hay personas que tienen enfermedad de las arterias coronarias previamente diagnosticadas, llamada cardiopatía coronaria, las cuales tienen mayor riesgo de presentar un infarto agudo al miocardio. Generalmente, estos pacientes están en tratamiento farmacológico, utilizando medicamentos como la nitroglicerina, que "abre" las arterias coronarias, mejorando el flujo sanguíneo al músculo cardíaco comprometido. Se debe preguntar a la víctima con enfermedad coronaria si emplea algún medicamento de manera habitual para tratar el dolor al pecho intenso y opresivo. Si la respuesta es positiva, se debe administrar el medicamento señalado.

Si no cumple con la condición anteriormente descrita, se debe dar a masticar ácido acetilsalicílico (Aspirina®) de 500 mg, siempre y cuando la víctima no tenga antecedentes de alergia a la aspirina y/o un accidente vascular encefálico previo reciente, para lo cual se deben preguntar dirigidamente estos antecedentes.

Muchas veces la víctima minimizará y le restará importancia a sus síntomas, incluso intentará retrasar la llamada de emergencia, con la esperanza de que desaparezca el dolor al pecho. El rescatista debe tener presente que lo mejor que se puede hacer por esa persona es pedir ayuda médica urgente.

Primeros auxilios y cadena de rescate en AVE (Figura 6.6)

En caso de sospecha de accidente vascular encefálico, también se deben seguir los pasos de la cadena de rescate, teniendo en cuenta que mientras antes se efectúe la llamada de emergencia, mejor será el pronóstico de sobrevida y menos secuelas neurológicas tendrá la persona afectada.

En este caso **no se debe administrar Aspirina®**, ya que si el accidente vascular encefálico es hemorrágico, este medicamento podría empeorar el sangrado, aumentando el tamaño de la hemorragia cerebral y siendo muy perjudicial para la persona. Aquí, lo que se debe hacer es evaluar los signos vitales de la víctima (circulación y respiración), para luego tranquilizarla y acompañarla, reevaluando frecuentemente que su estado de salud no empeore y poniendo atención a la aparición de compromiso de conciencia, náuseas, vómitos, mareos, desmayos y/o nuevos síntomas.

Figura 6-6 · Manejo de sospecha de AVE. Signos vitales se refiere a evaluar circulación y respiración

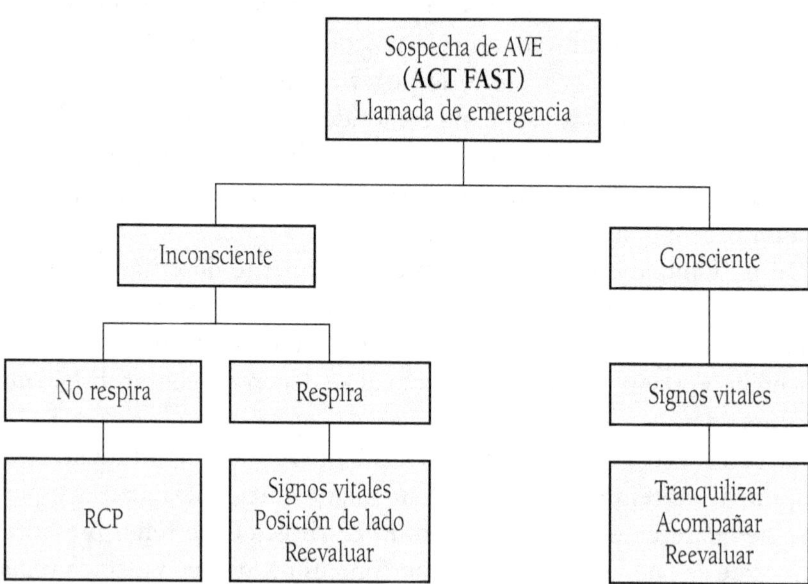

Conclusiones

El infarto agudo al miocardio y el accidente vascular encefálico son dos enfermedades del sistema cardiovascular que son frecuentes y pueden traer graves consecuencias para la víctima, como secuelas que afectarán la calidad de vida de las personas o la muerte. Es importante entender las bases fisiopatológicas de estas patologías, con el fin de comprender sus manifestaciones clínicas visibles y así sospechar que una persona presenta una de las dos.

Ante la sospecha de alguna de estas enfermedades, lo más importante es actuar lo más rápido posible, realizando la llamada de emergencia y asistiendo a la víctima, como se explicó anteriormente. Mientras más precoz sea el tratamiento, menos tiempo de "sufrimiento" tendrá el tejido cardíaco o cerebral, siendo más fácil su recuperación, dejando menos secuelas cardíacas o neurológicas en la persona afectada y disminuyendo el riesgo de muerte.

Referencias

1. DEIS MINSAL, Indicadores básicos de salud, 2013. Gobierno de Chile. Disponible en: http://www.deis.cl/wp-content/uploads/2013/12/IBS-2013.pdf
2. Guyton AC, Hall JE. Textbook of medical physiology. 11th ed. Filadelfia: Elsevier Saunders; 2006.
3. República de Chile. Ministerio de Salud de Chile. Departamento de Epidemiología. Encuesta Nacional de Salud 2009-2010. Disponible en: http://epi.minsal.cl/estudios-y-encuestas-poblacionales/encuestas-poblacionales/encuesta-nacional-de-salud/resultados-ens/
4. MedlinePlus [Internet]. Bethesda (MD): National Library of Medicine (US); [actualizado 12 dic. 2013]. Primeros auxilios en caso de ataque al corazón; [citado mayo de 2014]; Disponible en: http://www.nlm.nih.gov/medlineplus/spanish/ency/article/000063.htm
5. MedlinePlus [Internet]. Bethesda (MD): National Library of Medicine (US); [actualizado 28 de may. de 2013]. Accidente cerebrovascular [citado may. 2014]. Disponible en: http://www.nlm.nih.gov/medlineplus/spanish/ency/article/000726.htm

CAPÍTULO 7
CONVULSIONES

Felipe Riquelme M. · Víctor Vargas A.

Introducción

El cerebro está compuesto de millones de células, llamadas neuronas, que para conectarse entre sí usan impulsos eléctricos. En estado normal, estos impulsos eléctricos mantienen un orden específico, dependiendo de la función que se active (motora, sensitiva, etcétera). Cuando se mueve un brazo se activan solo las neuronas que están encargadas de dicho movimiento, no otras. Cuando existe una desorganización en este proceso y las neuronas se activan de forma descontrolada, nos encontramos frente a una convulsión.

Bases teóricas

Existen muchos tipos de convulsiones, las cuales se pueden clasificar en dos grandes grupos:

1. **Convulsiones primarias generalizadas:** Las convulsiones se originan en un área amplia que abarca los dos lados del cerebro.
2. **Convulsiones parciales:** Las convulsiones comienzan en un área pequeña y localizada del cerebro. En algunas convulsiones parciales, la alteración se puede propagar, en segundos o minutos, a otras áreas del cerebro, abarcando una zona mayor y convirtiéndose en convulsiones secundarias generalizadas.

Las convulsiones se pueden presentar de distintas maneras, desde un parpadeo rápido y mirada fija por algunos segundos, hasta caídas al piso, rigidez o espasmos musculares y pérdida de conciencia, los cuales pueden durar varios minutos, generalmente seguidos de confusión mental y fatiga.

¿Qué es la epilepsia?

Epilepsia y convulsión no son lo mismo. Epilepsia es la enfermedad caracterizada por episodios recurrentes de convulsiones que se presentan por lo común de modo similar. Una persona puede tener convulsiones por una causa determinada sin ser epiléptico necesariamente. Existen condiciones clínicas que pueden causar convulsiones en un paciente no epiléptico, como las siguientes:

- Falta de aporte de oxígeno en el cerebro (por ejemplo, durante el nacimiento secundario a un parto complicado)
- Infecciones cerebrales (por ejemplo, meningitis, encefalitis, cisticercosis cerebral o abscesos en el cerebro)
- Lesiones cerebrales traumáticas o lesiones en el cráneo
- Accidentes cerebrovasculares (como resultado de la interrupción o rotura de un vaso sanguíneo en el cerebro)
- Tumores cerebrales
- Alteraciones metabólicas (por ejemplo, bajo sodio o azúcar en la sangre)
- Fiebre (solo en niños)
- Algunos fármacos

¿Qué puede causar convulsiones en pacientes epilépticos?

Existen diversas causas de crisis convulsivas en pacientes con diagnóstico previo de epilepsia. Las más comunes son la suspensión aguda de fármacos para el tratamiento de la epilepsia, privación de sueño y algunos estímulos visuales (luces parpadeantes a alta frecuencia).

Primeros auxilios en las convulsiones

Lo más importante al otorgar primeros auxilios a personas que se encuentran convulsionando es mantenerlas seguras hasta que pase la convulsión. A continuación, se indican algunas medidas para ayudar a quienes presentan una convulsión (Figura 7.1):

Figura 7-1 • Primeros auxilios durante una convulsión

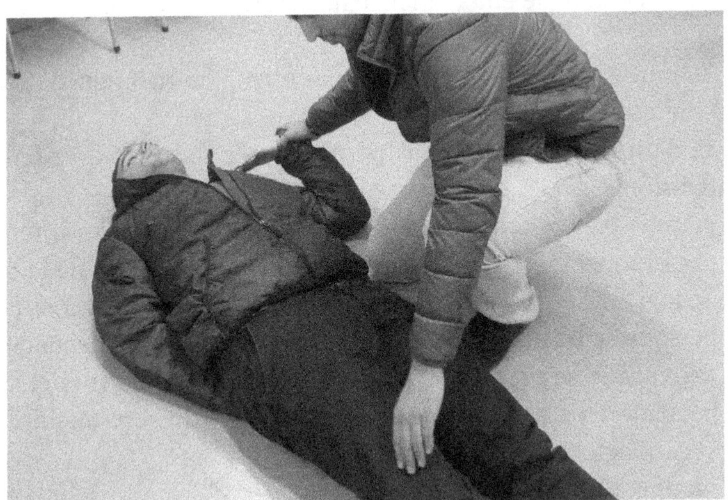

- Manténgase calmado y tranquilice a otras personas que estén cerca.
- Evite que la persona sufra lesiones, retirando objetos de consistencia dura o "filosos" que estén a su alrededor.
- Con cuidado, coloque a la persona en el piso y ponga la cabeza sobre algo suave y plano, como una chaqueta doblada.
- Quítele los lentes ópticos y afloje la corbata o cualquier objeto que tenga alrededor del cuello que pueda dificultar la respiración.
- Tome el tiempo que duran las convulsiones con su reloj y regístrelo.
- No trate de sostener o sujetar a la persona, o evitar que se mueva.
- Contrario a la creencia popular, no es real que una persona con una convulsión se puede tragar la lengua. No introduzca nada en la boca de la persona. Si trata de agarrar la lengua de la víctima, puede lesionarle los dientes o la mandíbula e incluso resultar mordido.
- Voltee a la persona suavemente hacia un costado, dejándola en "posición de lado". Esto mantendrá la vía aérea despejada, permitiendo una adecuada respiración.
- Permanezca acompañando y vigilando a la persona hasta que haya pasado completamente la convulsión y esté totalmente consciente.
- No le ofrezca agua o alimentos hasta que esté bien despierta.
- Cuando la víctima recupere la conciencia sea amable y tranquilícela.

Considere la convulsión como una emergencia médica y realice inmediatamente la llamada de emergencia bajo las siguientes circunstancias:

- La convulsión dura más de cinco minutos y no hay signos de que esté deteniéndose.
- La persona tiene problemas para respirar después de finalizada la convulsión.
- La víctima parece tener lesiones corporales o tiene dolor intenso.
- La persona tiene otra convulsión, poco tiempo después de la primera.
- No se logra despertar a la persona luego de que la convulsión ha pasado.
- La persona se torna agresiva o tiene una conducta inadecuada.
- La convulsión se presenta cuando la persona está dentro del agua.
- La persona tiene enfermedades crónicas como diabetes mellitus y patología cardíaca.
- La víctima está embarazada.

Conclusiones

Es importante diferenciar las convulsiones con la enfermedad llamada epilepsia. Una persona puede convulsionar sin ser epiléptica por múltiples causas, no siendo un objetivo de los primeros auxilios reconocerlas. Sí es relevante conocer el manejo de una víctima con crisis convulsiva, enfatizando no introducir objetos en la boca de la persona y facilitando su respiración.

La llamada de emergencia se debe realizar inmediatamente bajo circunstancias especiales o ante cualquier duda respecto del estado de salud de la víctima que ha convulsionado.

Referencias

1. Primeros auxilios para las convulsiones. Centro para el control y prevención de enfermedades. Recurso en línea, disponible en: http://www.cdc.gov/epilepsy/spanish/convulsiones.htm
2. Krohmer JR, Webb M, Bond MR, Beale P, American College of Emergency Physicians, St. John Ambulance Association et al. First aid manual. Nueva York, N.Y.: Dorling Kindersley; 2001.

CAPÍTULO 8
ENFERMEDAD POR ALTURA E HIPOTERMIA

Felipe Riquelme M. · Eduardo Vega P.

ENFERMEDAD POR ALTURA

Introducción

Cada año son más las personas que acuden a las montañas para admirar sus paisajes y/o realizar alguna actividad deportiva, muchas veces sin los conocimientos y preparación adecuada. Algunas de las preguntas que estas personas deberían plantearse son: ¿qué tan rápido nos aclimatamos a la altura?, ¿qué medidas tenemos que considerar cuando subimos a la montaña?, ¿cómo debemos actuar cuando uno de nuestros compañeros sufre una complicación al momento del ascenso?, entre otras. Pretendemos contestar estas interrogantes en el siguiente capítulo de forma clara, directa y sencilla.

Se define como enfermedades por altura al conjunto de patologías que se manifiestan cuando un individuo que vive a baja altura (< 900 metros sobre el nivel del mar) sube a un lugar de mayor altura (> 2.000 metros sobre el nivel del mar) en poco tiempo, excediendo su capacidad de aclimatación. La falta relativa de oxígeno (O_2) es uno de los principales factores causales de esta enfermedad.

Bases teóricas

Del aire ambiental que respiramos a nivel del mar, solo 21% corresponde a oxígeno. A mayor altura existe menor presión atmosférica, lo que quiere decir que hay menos "moléculas de aire ambiental" en un volumen dado y, por lo tanto, hay menos oxígeno disponible para nuestra respiración.

Cuando una persona sube a territorios de mayor altura respecto del lugar donde habitualmente vive, actúa un proceso llamado aclimatación, que se define como una serie de cambios fisiológicos del organismo en respuesta a la falta de oxígeno, siendo los más destacados el aumento de la respiración, frecuencia cardíaca, producción de glóbulos rojos y entrega de oxígeno a los tejidos. La efectividad de todos estos procesos depende principalmente de tres factores: (1) velocidad de ascenso, (2) altura conseguida y (3) tiempo de permanencia en ella. Otros factores que influyen en la aclimatación a la altura son la contextura física, genética, enfermedades concomitantes y medicamentos de uso crónico del individuo, y la temperatura ambiental, la cual generalmente es muy baja en las montañas.

Enfermedad aguda de montaña ("puna", "mal de altura")

El síntoma principal de la enfermedad aguda de montaña (EAM) es el dolor de cabeza (cefalea), más alguno de los siguientes:

- Náuseas y/o vómitos
- Inapetencia (anorexia)
- Fatiga, debilidad
- Mareos
- Insomnio o somnolencia
- Falta de aire (disnea)

En general, estos síntomas se manifiestan en un período de entre 4 y 8 horas luego de haber alcanzado la altura deseada.

Las manifestaciones más graves de la enfermedad aguda de montaña son dos: (1) edema cerebral de altura y (2) edema pulmonar de altura, los cuales discutiremos a continuación.

Edema cerebral de altura

Es la manifestación final y más grave de la enfermedad aguda de montaña, pudiendo llegar a ser mortal. Las características clínicas que distinguen al edema cerebral de altura son básicamente los mismos síntomas descritos anteriormente, más alguno de los siguientes:

- Alteración del comportamiento (el individuo se comporta de manera inusual)
- Alteración de la coordinación motriz
- Alucinaciones
- Convulsiones
- Compromiso de conciencia variable

Edema pulmonar de altura

Es la primera causa de mortalidad asociada a altura, pudiendo no ligarse al edema cerebral por altura. Debido a que los pulmones presentan edema, es decir, se "llenan de líquido", los síntomas característicos son los siguientes:

- El individuo se cansa con actividades en las cuales normalmente no lo hace
- Tos persistente, seca o con expectoración espumosa y de color blanco-rojizo
- Aumento del pulso y frecuencia respiratoria
- Disnea en reposo (sensación persistente de falta de aire)
- Sensación de pecho rígido y congestión de la vía aérea (como un estado gripal)
- Piel pálida o cianótica (morada), debido a la falta de oxígeno en la sangre

Prevención

Con el fin de prevenir la enfermedad aguda de montaña (puna o mal de altura) existen una serie de medidas, las cuales se mencionan a continuación:

- Realizar un ascenso planificado, lento y gradual. Sobre los 3.000 metros de altura sobre el nivel del mar se recomienda no ascender más de 500 metros al día, debiendo dormir dos noches a una misma altura cada 3 o 4 días.
- Evitar volar o manejar para conseguir mayor altura. El ideal es hacerlo caminando, ya que permite una mejor aclimatación.
- Evitar dormir excesivamente o estar recostado durante el día, ya que altera de modo significativo la respiración y, por lo tanto, la oxigenación de la sangre.

- Hidratarse de forma abundante y al alimentarse hacerlo principalmente en base a carbohidratos más que a grasas.
- Control y tratamiento de enfermedades crónicas previo al ascenso.

Tratamiento

- Detener el ascenso y descender inmediatamente en caso de presentar o empeorar más de dos síntomas de los enunciados en la descripción de la enfermedad aguda de montaña.
- Mantener hidratación y nutrición adecuadas.
- Uso de oxígeno suplementario o cámara hiperbárica portátil durante el descenso o hasta que este sea posible.
- En caso de sospecha de edema cerebral o pulmonar de altura, se debe descender de manera inmediata, programando el descenso hasta la altura donde el individuo no presentaba síntomas.

HIPOTERMIA

Introducción

La temperatura normal de nuestro cuerpo es de 37 grados Celsius (°C) y su mantenimiento es esencial para que puedan ocurrir diferentes reacciones metabólicas y enzimáticas, las cuales necesitan de una temperatura estable.

Variaciones extremas de la temperatura corporal (< 35 °C o > 40 °C) dan signos y síntomas específicos, que pueden llevar al deterioro de las funciones básicas de nuestro organismo, pudiendo incluso provocar la muerte en caso de que la persona no sea tratada de forma adecuada y oportuna.

La hipotermia es la disminución de la temperatura corporal normal, la cual se divide en diferentes grados según la medición de la temperatura:

- Leve: T° 32-35 °C
- Moderada: T° 28-32 °C
- Severa: T° < 28 °C

Bases teóricas

¿CÓMO SE REGULA LA TEMPERATURA?

La temperatura corporal es regulada mediante un equilibrio entre los mecanismos de pérdida y ganancia de calor.

Pérdida de calor:

- Mecanismos externos: evaporación, convección, conducción e irradiación (FIGURA 8-1).
- Mecanismos internos: respiración, vasodilatación periférica (los vasos sanguíneos de las extremidades aumentan su diámetro y flujo, lo cual incrementa la pérdida de calor).

FIGURA 8-1 • MECANISMOS EXTERNOS DE PÉRDIDA Y GANANCIA DE CALOR

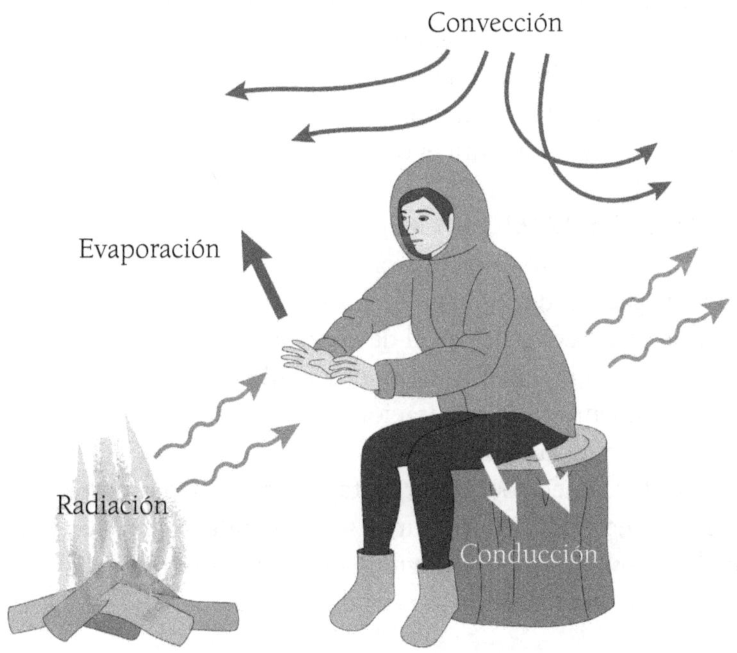

Ganancia de calor:

- Mecanismos externos: radiación solar e irradiación desde objetos (cocinillas, fogatas, estufas).
- Mecanismos internos: vasoconstricción periférica (los vasos sanguíneos de las extremidades disminuyen su diámetro y flujo, lo cual reduce la pérdida de calor), aumento del metabolismo basal, escalofríos, actividad física voluntaria y respuesta conductual (la persona se protege del frío en mayor o menor medida).

Signos y síntomas

Se manifiestan según el grado de hipotermia que presenta la víctima:

Leve: T° 32-35 °C

- Sensación de frío
- Escalofríos bajo control voluntario (la persona puede detenerlos)
- Deterioro de la capacidad para realizar tareas complejas
- Dificultad para hablar y caminar normalmente
- Pulso y respiración acelerados
- Apatía, confusión y pensamiento lento
- Diuresis del frío: aumenta el deseo de orinar

Moderada: T° 28-32 °C

- Escalofríos violentos e incontrolables
- Empeoramiento de los signos descritos para la hipotermia leve, con deterioro progresivo del nivel de conciencia
- Conducta irracional o somnolencia significativa
- Enlentecimiento de la respiración
- Disminución de la diuresis
- En esta etapa puede ocurrir el destape paradojal, que corresponde a una sensación de calor interno junto a una conducta irracional, los cuales pueden provocar que el individuo quiera sacarse parte de las ropas que lo protegen, aumentando la pérdida de calor

Severa: T° < 28 °C

- Escalofríos se detienen y se produce rigidez muscular
- Disminución significativa de la conciencia o inconciencia

- Hibernación: reducción importante del pulso (bradicardia) y frecuencia respiratoria, la cual se hace superficial
- Pupilas dilatadas y fijas
- Estado de muerte aparente
- Los pacientes tienen mayor riesgo de fibrilación ventricular (ritmo cardíaco descontrolado e inefectivo), la que puede ser gatillada al moverlos bruscamente

Manejo de hipotermia leve a moderada

- Aislar a la persona del frío, viento y humedad ambiental. Cambiar ropa húmeda o mojada por prendas secas
- Fomentar ejercicio físico porque ayuda a producir calor
- Consumir comida rica en carbohidratos, preferentemente caliente
- Colocar botellas con agua tibia en el cuello, axilas y zonas inguinales, teniendo la precaución de no quemar la piel de la víctima. Idealmente cubrir al individuo con una manta seca para mantener el calor, como se muestra en la FIGURA 8-2.

FIGURA 8-2

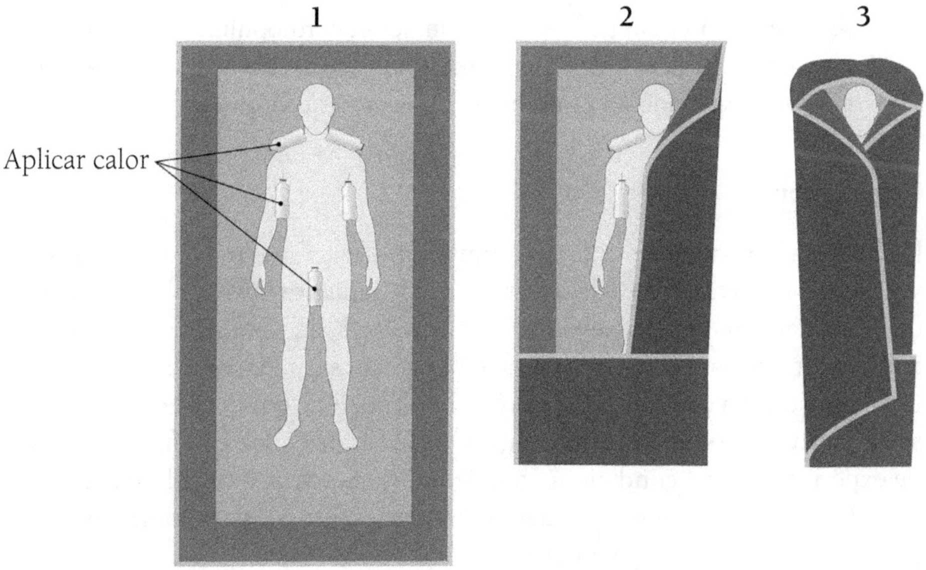

1 2 3

Aplicar calor

- Evitar las fuentes externas de calor, ya que se puede producir el efecto *after drop* o "efecto rebote", caracterizado por vasodilatación periférica refleja que predispone a una mayor pérdida de calor.
- No administrar cafeína, alcohol o tabaco.

Manejo de hipotermia severa

- Realizar el mismo tratamiento de la hipotermia leve a moderada, descrito anteriormente.
- Evitar mover al paciente dado el mayor riesgo de gatillar una fibrilación ventricular.
- En la hipotermia las funciones corporales de la víctima empiezan a enlentecerse –entre ellas, la frecuencia cardiaca, la respiración– y progresa a un compromiso de conciencia significativo, muchas veces sin llegar al paro cardiorrespiratorio inmediatamente. Es por lo anterior, que en el caso de que un paciente no responda a estímulos (verbales, táctiles o dolorosos) y no respire (o que lo haga inefectivamente), se deben evaluar estas características al menos 30 a 45 segundos para tener mayor seguridad de un paro cardiorrespiratorio, permitiéndose evaluar un mayor tiempo por el enlentecimiento de estas funciones vitales. Si queda la duda del diagnóstico o se concluye que el individuo se encuentra en paro cardiorrespiratorio se debe iniciar prontamente la reanimación cardiopulmonar básica (como se enseñó en el capítulo 4: "Reanimación cardiopulmonar"), sin parar el masaje cardíaco hasta que la persona haya recobrado su temperatura corporal, asociado a las medidas expuestas anteriormente.

Conclusiones

La enfermedad por altura y la hipotermia son situaciones que pueden ser provocadas por actividades en la montaña u otros lugares muy elevados respecto del nivel del mar, lugares nevados, climas polares, aguas frías, entre otros. Lo más importante para evitar complicaciones graves secundarias a estas condiciones, como edema cerebral y pulmonar por altura o un paro cardiorrespiratorio secundario a hipotermia, es prevenir y/o prepararse adecuadamente en caso de exponerse a estas condiciones ambientales. Además, tener claro el manejo inicial de las complicaciones graves secundarias descritas anteriormente para prevenir secuelas graves o muerte.

Referencias

1. Part 10.4: Hypothermia. Circulation. December 13, 2005; 112 (24 Suppl): IV-136-IV-8.
2. Krohmer JR, Webb M, Bond MR, Beale P, American College of Emergency Physicians, St. John Ambulance Association et al. First aid manual. Nueva York, N.Y.: Dorling Kindersley; 2001.
3. Undurraga, F. Edema pulmonar de gran altura. Rev. Chil. Enferm. Respir. [revista en internet]. 2003 Abr [citado 19 de oct. de 2014]; 19 (2): 113-116. Disponible en: http://www.scielo.cl/scielo.php?script=sci_arttext&pid=S0717-73482003000200008&lng=es
4. Primeros auxilios en hipotermia, Clínica Mayo. Disponible en: http://www.mayoclinic.org/first-aid/first-aid-hypothermia/basics/art-20056624

CAPÍTULO 9
MORDEDURAS

Felipe Riquelme M. · Eduardo Vega P.

Introducción

A pesar de lo que se podría pensar, las mordeduras ocasionadas por animales son accidentes frecuentes. Por ejemplo, en Estados Unidos se estima que una de cada dos personas es mordida en algún momento de su vida, ya sea por un animal o por otra persona. Estas agresiones generan alrededor del 1% de todas las atenciones en los servicios de urgencia, de las cuales entre 10% y 15% deben ser suturadas y 1% hospitalizado por esta causa. En Santiago de Chile, se reportaron un total de 6.926 consultas por mordeduras de cualquier tipo en el primer semestre del 2005.

Bases teóricas

En una mordedura se combinan diferentes mecanismos de daño a los tejidos del organismo como desgarro, punción, corte y aplastamiento. Un tejido dañado es mucho más susceptible de infectarse. Así, las heridas por mordeduras que tienen más riesgo de presentar una infección posterior son las por punción, generalmente ocasionadas por el diente del animal o humano. Además, el estado del sistema inmunológico de la víctima es otro factor muy importante para definir el riesgo de infección de una herida por mordedura. Por ejemplo, las personas que padecen de diabetes mellitus son más propensas a sufrir infecciones luego de una lesión cutánea. Como dato anexo, en general las mordeduras de perros se infectan menos que las ocasionadas por gatos o humanos.

Finalmente, es importante tomar en consideración que en las mordeduras de animales no está implícito solo el riesgo de infección en el sitio de la lesión, sino que además existe el riesgo de la transmisión de diversas enfermedades, como la rabia, producto de un virus que puede estar presente en algunos animales como perros y murciélagos.

Primeros auxilios en mordeduras

- Mantener la calma y asegurarse de que el rescatista y las personas a su alrededor están fuera de peligro de sufrir nuevas mordidas o ataques por el animal.
- Observar el estado de la herida. En caso de hemorragia, controlarla comprimiendo directamente el sitio de sangrado, idealmente con gasa estéril. Si no es posible, la compresión debe ser realizada con paños limpios hasta el traslado y control de la hemorragia en el servicio de urgencia más cercano (ver capítulo 16: "Hemorragias y control de sangrado").
- Si el sangrado es de poca cuantía, lavar la herida con abundante agua durante 5-10 minutos, para luego cubrir con gasa estéril o paño limpio y acudir al servicio de urgencia más próximo.
- **No aplicar ungüentos o pomadas** sin indicación médica.
- Se debe tener especial cuidado con las mordeduras sobre articulaciones o tendones, ya que existe el riesgo de artritis séptica (infección de una articulación como rodilla, codo, muñeca, entre otras).
- **Identificar al animal atacante** (perro, gato, murciélago, ratón, araña, zancudo, abeja, etcétera), con el fin de que el personal médico pueda determinar la necesidad de vacunación antirrábica y el tipo de tratamiento específico para cada mordedura.

Mordedura por araña del rincón

La araña de rincón o *Loxosceles laeta* (FIGURA 9-1) es la más tóxica y peligrosa en Chile, encontrándose desde la 1ª a la 8ª Región. Mide uno a tres centímetros de largo (incluyendo las patas), es de color café parduzco y tiene tres pares de ojos.

Este arácnido evita la luz (solar o artificial) y busca refugio en cualquier lugar oscuro, como los rincones del hogar (de ahí su nombre), pero esto no implica que solo se encuentre en los rincones, pudiendo encontrarse también en cajones, armarios, debajo de la cama, despensas... También puede esconderse en ropa colgada y detrás de retratos, muebles, etcétera.

FIGURA 9-1 · *LOXOSCELES LAETA*

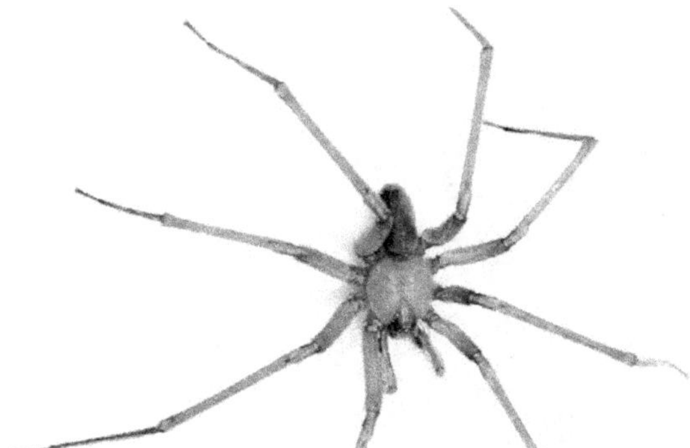

El 86% de las mordeduras ocurren dentro del hogar. De ahí la importancia de mantener una adecuada limpieza en todas las habitaciones, con especial énfasis en aquellos lugares poco iluminados.

Por lo general, la mordedura a una persona se produce de modo accidental cuando la araña es presionada contra la piel de la víctima. Uno de los mecanismos más frecuentes es la mordedura durante la postura de prendas de vestir que han estado guardadas por tiempo prolongado.

El veneno de esta araña es dermonecrótico y hemolítico, es decir, destruye la piel y los glóbulos rojos, respectivamente.

Síntomas de una mordedura

Los síntomas producidos por la mordedura de araña de rincón se denominan loxoscelismo, el cual se puede presentar de dos formas: cutánea o visceral. La mordedura puede ser desde francamente dolorosa (75% de los casos) hasta pasar inadvertida. En este último caso, los síntomas pueden comenzar a aparecer en el transcurso de las siguientes 2 a 18 horas, especialmente el dolor.

En el loxoscelismo cutáneo, la lesión se inicia con el enrojecimiento (eritema) e inflamación (edema) de la piel que progresa a un halo azul-grisáceo, de contornos irregulares y que se extiende alrededor del sitio de la mordedura, llamada placa livedoide (FIGURA 9-2).

FIGURA 9-2 · PLACA LIVEDOIDE

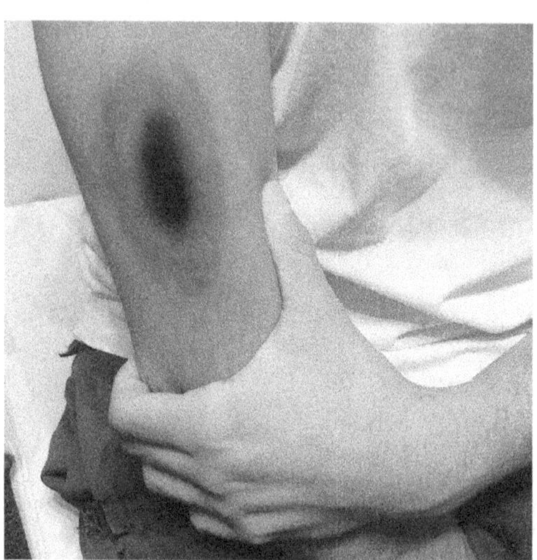

El tamaño y severidad de la lesión dependerá de la talla del paciente, el porte de la araña, la cantidad de veneno inoculado y el área afectada, describiéndose como más severas las zonas con tejido graso, como glúteos y muslos. La lesión puede evolucionar a necrosis (muerte del tejido) en los tres a cuatro días siguientes a la mordedura, pudiendo formar una escara (lesión costrosa) entre los cuatro y siete días. Esta escara cicatriza lentamente, pudiendo demorar hasta cuatro meses. La herida puede requerir de cirugía reconstructiva (injertos) según su extensión y profundidad.

Solo el 10% de los pacientes que sufren una mordedura de araña de rincón desarrolla un loxoscelismo visceral. Este no se correlaciona con la severidad de la lesión cutánea y se inicia de manera similar, alrededor de 12 a 24 horas después de la mordedura. Además de los síntomas previamente descritos para el loxoscelismo cutáneo, aparecen otros adicionales como fiebre alta, palpitaciones cardíacas, náuseas y vómitos, dolores articulares y musculares, anemia, ictericia (coloración amarilla de la piel) y hematuria (sangre en la orina), derivado de la destrucción de glóbulos rojos generada por la toxina del veneno. Debido a la eventual gravedad del cuadro clínico secundario a mordedura por araña de rincón, es muy importante controlar cualquier tipo de loxoscelismo durante las primeras 24 a 48 horas posteriores a la mordedura, estando especialmente atentos a la aparición de manifestaciones del cuadro visceral.

Primeros auxilios

En caso de sospecha de mordedura por araña, se deben tomar las siguientes medidas:

1. Poner hielo en la zona afectada en forma intermitente y según la tolerancia de la víctima (no más de 15 minutos cada hora). El hielo ayuda a inactivar el eventual veneno de la araña, que es más activo a altas temperaturas.
2. Se debe acudir al servicio de urgencia lo antes posible si la víctima presenta alguno de los siguientes síntomas:
   - Lesión violácea en piel, de rápida progresión o dolorosa
   - Fiebre, náuseas, vómitos
   - Dolor muscular
   - Palidez o ictericia de la piel (coloración amarillenta)
   - Cambios de coloración en la orina (orina con tinte rojizo)
3. Si es posible, observar las características de la araña, ya que es muy importante determinar si se trata de una araña de rincón o no. Si es una araña de rincón o existe duda de que lo sea, acudir al servicio de urgencia más cercano para evaluación médica.
4. No intentar capturar la araña, ya que esto podría producir nuevas mordeduras. Si el arácnido está muerto, llevarlo en un frasco o botella transparente para su identificación por personal experto.

Prevención

Más que tratar el loxoscelismo, ya sea cutáneo o visceral, lo más importante es su prevención, lo que pasa por prevenir una mordedura por araña de rincón, tomando las siguientes medidas:

- Mantener una adecuada y periódica limpieza de todas las habitaciones del hogar, con especial énfasis en rincones, detrás y debajo de los muebles, sector posterior de los retratos, lavaplatos y artefactos de baño.
- Aspirar prolijamente en forma periódica.
- Separar las camas de las paredes para evitar encontrar arañas entre las sábanas y/o en el cubrecama.

- Revisar las sábanas y los rincones antes de acostarse.
- No colgar ropa ni toallas en muros o puertas. Siempre sacudirlas antes de usarlas.

Conclusiones

A pesar de lo que se podría pensar, las mordeduras ocasionadas por animales son accidentes frecuentes, siendo muy importante saber actuar frente a ellas. En caso de mordeduras por animales se recomienda descartar que el animal sea portador de rabia, comprimiendo la herida en caso de hemorragia importante y lavándola con abundante agua cuando la hemorragia sea leve. Los síntomas producidos por la mordedura de araña de rincón son característicos y deben ser reconocidos a tiempo, con el fin de disminuir sus múltiples complicaciones asociadas, especialmente en el loxoscelismo visceral. Se debe recordar poner hielo en las zonas afectadas por la mordedura de cualquier araña y acudir al servicio de urgencia lo antes posible en caso de sospecha de mordedura por araña de rincón.

La prevención es la base del manejo de toda mordedura producida por animales.

Referencias

1. Jofré L, Perret C, Abarca K, Solari V, Olivares R, López J. (2006). Recomendaciones para el manejo de mordeduras ocasionadas por animales. Revista Chil de Infectolog, 23(1), 20-34.
2. Guía clínica para el manejo de mordedura de araña del rincón. Loxosceles laeta. Agosto 2004. Ministerio de Salud. Santiago. Chile.
3. Krohmer JR, Webb M, Bond MR, Beale P, American College of Emergency Physicians, St. John Ambulance Association et al. First aid manual. Nueva York, N.Y.: Dorling Kindersley; 2001.

CAPÍTULO 10
INTOXICACIONES

Camila Rüedi C. · Sofía Herrera A. · Claudio Nazar J.

Introducción

Definición: Entenderemos por intoxicación cualquier exposición, ingestión, inyección o inhalación de una sustancia tóxica.

Estas pueden ocurrir de forma voluntaria o involuntaria y pueden llegar a ser de diversa gravedad, dependiendo de la edad de la persona involucrada en la intoxicación, la toxicidad del producto, el modo de introducción al organismo y la cantidad ingerida del tóxico.

Es importante destacar que cualquier sustancia habitualmente no tóxica, en ciertas dosis, generalmente mucho más altas que la habitual, puede llegar a causar daños importantes en el organismo.

Las intoxicaciones son un problema frecuente, por lo que se hace muy importante conocer el manejo básico de estas.

Epidemiología

El grupo etario más frecuentemente afectado por las intoxicaciones son los niños, en especial aquellos entre 12 meses y 5 años, correspondiendo la mayoría de las veces a un hecho accidental (Gráfico 10-1). Según estadísticas del Centro de Información Toxicológica de la Pontificia Universidad Católica de Chile (CITUC), la mitad de las muertes en niños mayores de un año son a consecuencia de una intoxicación. En los grupos etarios inmediatamente mayores, la causa más frecuente de intoxicación es el intento de suicidio. Por lo anterior, comúnmente los niños entre 12 meses y 5 años ingieren un solo compuesto o tóxico, mientras que los adolescentes y adultos pueden llegar a consumir gran cantidad de medicamentos y otras sustancias.

Gráfico 10-1 · Porcentaje de intoxicaciones según grupo etario

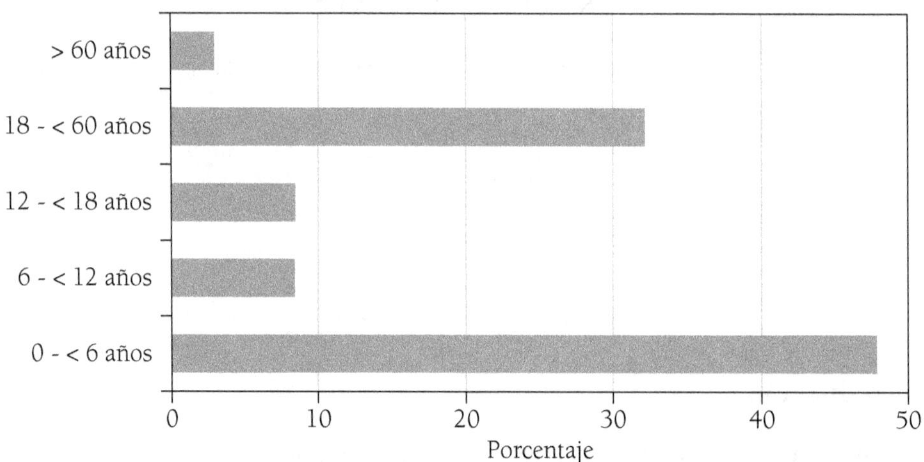

Con respecto a los principales agentes causales de intoxicación, las estadísticas señalan que los medicamentos son los más frecuentes (Gráfico 10-2). Otros tóxicos habituales de encontrar son productos industriales, domésticos o de jardinería, como pesticidas, detergentes y ácidos. También son comunes las drogas, el monóxido de carbono y el consumo excesivo de alcohol.

Gráfico 10-2 · Porcentaje de intoxicaciones según agente causal

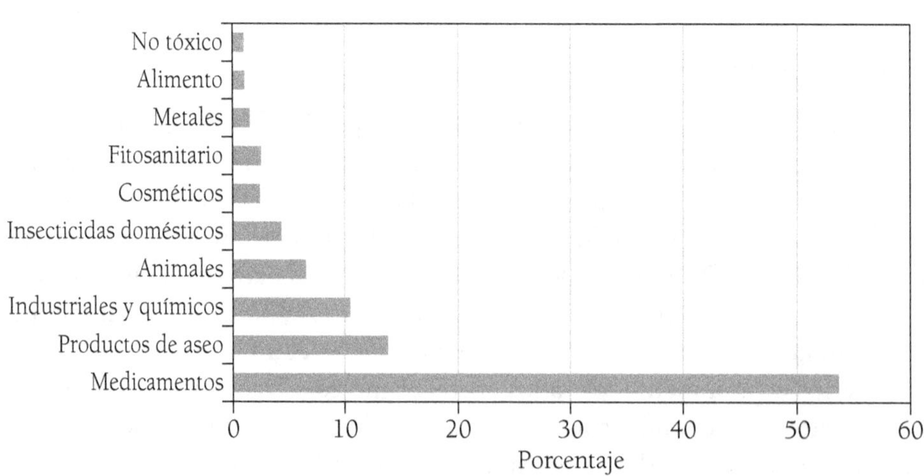

Dado que los medicamentos son los agentes causales más comúnmente implicados en las intoxicaciones, se hace importante indagar cuáles son los fármacos más habituales de encontrar en un paciente que se ha intoxicado.

Los más involucrados, por lejos, son los fármacos para el tratamiento de los síndromes depresivos y ansiosos (TABLA 10-1), de modo especial las benzodiacepinas y antidepresivos, seguidos por los antiinflamatorios no esteroidales habituales (ibuprofeno, ketorolaco, diclofenaco, etcétera) y el paracetamol. En tercer lugar, están los antihistamínicos como la clorfenamina y loratadina. Es importante destacar que todos estos fármacos se encuentran disponibles en la mayoría de los hogares y, por lo tanto, ante una persona intoxicada en su casa hay que sospechar que la intoxicación haya sido provocada por alguno de estos fármacos. Generalmente, los medicamentos involucrados actúan a nivel del sistema nervioso central, manejo del dolor y sistema respiratorio (GRÁFICO 10-3).

TABLA 10-1 • FÁRMACOS MÁS FRECUENTES EN INTOXICACIONES

Ranking	**Subgrupo**	**Principal agente de cada subgrupo**
1er lugar	SNC	Benzodiazepinas y antidepresivos
2do lugar	Analgésicos y antiinflamatorios	AINES y paracetamol
3er lugar	Sistema respiratorio	Antihistamínicos
4to lugar	SGI	Antiespasmódicos
5to lugar	SCV y antimicrobianos	Antihipertensivos y penicilinas
6to lugar	Agentes hormonales	ACOs
7mo lugar	Antigripales	Antigripales
8vo lugar	SNA	Relajantes musculares

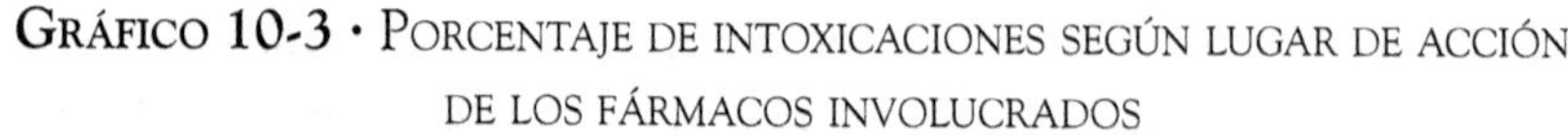

GRÁFICO 10-3 · PORCENTAJE DE INTOXICACIONES SEGÚN LUGAR DE ACCIÓN DE LOS FÁRMACOS INVOLUCRADOS

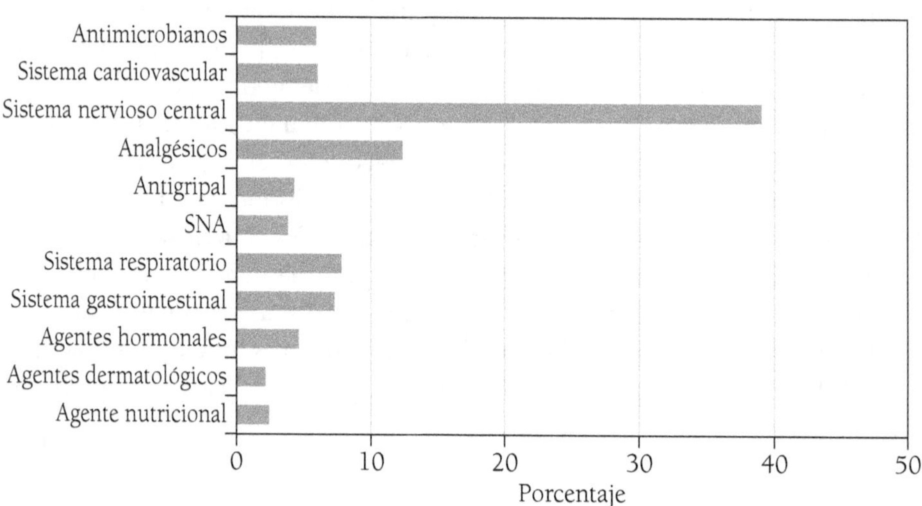

La vía de exposición más frecuente por lejos suele ser la oral, seguida por las mordeduras y picaduras, y la inhalación (GRÁFICO 10-4).

GRÁFICO 10-4 · PORCENTAJE DE INTOXICACIONES SEGÚN VÍA DE INTOXICACIÓN

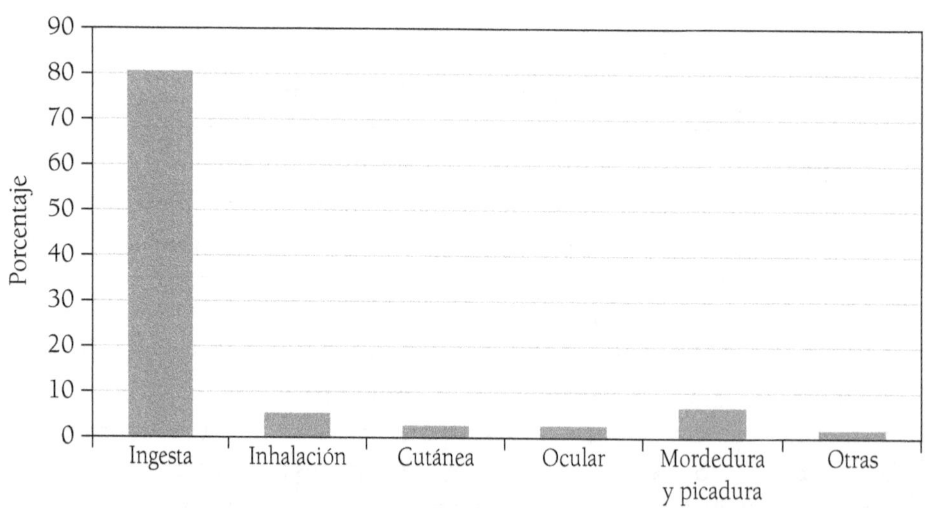

¿Cómo reconocer una intoxicación?

Las señales de alarma que indican que una persona está intoxicada dependen en gran medida del tipo de tóxico y la vía de entrada al organismo, así como de la sensibilidad propia de la víctima. Los síntomas de intoxicación o envenenamiento más frecuentes de encontrar son los siguientes:

1. Síntomas neurológicos: dolor de cabeza, compromiso de conciencia, agitación, somnolencia, confusión, convulsiones, mareos.
2. Síntomas respiratorios: falta de aire, tos, sensación de ahogo, dolor al inhalar aire.
3. Síntomas digestivos: náuseas, vómitos, diarrea, falta de apetito, mal aliento (olor extraño o inusual), quemaduras en labios y boca.
4. Síntomas cutáneos: erupciones en la piel, quemaduras, sensación de hormigueo en manos y pies.
5. Síntomas generales: visión doble, fiebre, palpitaciones, labios azulados, irritabilidad, descontrol de los esfínteres (la víctima se orina y/o defeca), dolores musculares generalizados.

Es importante tener en cuenta que cuando se trata de ingestiones (vía oral), por lo general los síntomas aparecen aproximadamente 4 horas después del consumo del tóxico.

Primeros auxilios

Al encontrar una víctima intoxicada o al diagnosticar una intoxicación, lo más importante es mantener con vida a la persona, siendo más relevante ayudar inmediatamente a la víctima y no concentrarnos en el tóxico causal.

Primer encuentro con la persona intoxicada

Si la persona está inconsciente → lo primero es descartar un paro cardiorrespiratorio, evaluando la respiración y recordando que si no respira o respira de forma inadecuada es suficiente para iniciar una reanimación cardiopulmonar (ver capítulo 1: "Emergencia, cadena de rescate y medidas básicas").

Si respira de manera adecuada, deben evaluarse el resto de los signos vitales (ver capítulo 2: "Signos vitales"), revisando que no haya nada obstruyendo la vía aérea, como la lengua y cuerpos extraños. Las intoxicaciones con algunos medicamentos y sustancias pueden producir enlentecimiento de la respiración, por lo que si se encuentra un paciente que respira muy lento podría orientar a una intoxicación. En caso de que el rescatista sepa tomar el pulso, es importante buscarlo y registrar la frecuencia cardíaca.

Si la persona está consciente → es muy importante recabar información acerca del tóxico causal y de cómo fue el contacto (ingesta oral, mordedura, picadura, inhalación, etcétera). Esta información será muy relevante al momento de la llegada al servicio de urgencia, porque ayudará a los médicos a definir el mejor tratamiento para dicha intoxicación.

Si la víctima está en perfectas condiciones (signos vitales y evaluación general normales) se puede llamar al CITUC (teléfono: 26353800), el cual atiende las 24 horas del día, los 365 días del año. El CITUC orienta qué posible tóxico podría ser el causal de la intoxicación de acuerdo a los síntomas que presenta la víctima, qué medidas básicas se pueden realizar con el intoxicado según el eventual agente causal, y la necesidad de llevar al paciente a un servicio de urgencia o llamar a la ambulancia de rescate, o bien solo observar a la víctima en su hogar. La gran mayoría de las veces, lo mejor que se puede hacer por una persona intoxicada es llevarla lo más rápido posible a un servicio de urgencia, con el fin de realizar un lavado gástrico y/o alguna otra medida de desintoxicación intensiva. Se debe mencionar la información entregada por testigos oculares del hecho, con énfasis en el encuentro de medicamentos, envases y restos de tóxicos en el lugar, ya que estos son de vital importancia para el diagnóstico y posterior tratamiento de la intoxicación.

Si la víctima no se encuentra en perfectas condiciones (algún signo vital alterado y/o evaluación general anormal), es preferible realizar de inmediato la llamada de emergencia o trasladar al servicio de urgencia más cercano.

Existen algunas intoxicaciones en las que es posible ayudar a la víctima antes de la llegada del equipo médico, como cuando caen compuestos tóxicos sobre la piel, siendo relevante retirar la ropa que esté impregnada con el agente lo antes posible, con el fin de evitar posibles quemaduras y mayor absorción de los tóxicos por la piel. Asimismo, si el tóxico cae sobre los ojos, situación en la cual se debe iniciar un lavado de la zona con abundante agua, a presión, y separando y levantando los párpados.

En caso de intoxicaciones por ingesta oral de tóxicos, la inducción de vómitos no debe ser realizada como parte de los primeros auxilios. La inducción del vómito es una maniobra que se realiza para el tratamiento de ciertas intoxicaciones, la cual debe realizarse solo en un centro hospitalario y por personal médico capacitado para manejar las posibles complicaciones secundarias que puedan producirse.

Prevención

La medida más relevante que se puede realizar frente a las intoxicaciones es su prevención. La gran mayoría de las veces, las intoxicaciones corresponden a un hecho accidental, por lo que nuestra principal intervención es evitar que ocurran.

Consejos para prevenir intoxicaciones (CITUC):

- Mantener los medicamentos en su envase original y rotulados.
- Limpiar frecuentemente el botiquín y chequear las fechas de vencimiento de los fármacos.
- Eliminar en el inodoro los medicamentos que han cumplido su fecha de vencimiento.
- No ingerir medicamentos delante de los niños, ya que ellos imitan a sus padres o abuelos.
- Nunca decir a los niños que los medicamentos son golosinas.
- Leer bien la etiqueta y fecha de vencimiento antes de ingerir un medicamento.
- No ingerir medicamentos que no estén bien etiquetados.
- Nunca administrar medicamentos en gotas directamente en la boca de un niño.
- Nunca tomar medicamentos que no han sido indicados por personal médico.
- No tomar ni administrar medicamentos en lugares oscuros o con poca luz.
- No guardar medicamentos en carteras, billeteras o bolsos. Los niños pueden revisarlos en busca de golosinas. Asimismo, las carteras, billeteras o bolsos de las visitas se deben mantener fuera del alcance de los niños.

Conclusiones

En el manejo de las intoxicaciones lo más importante es su prevención. Los niños, especialmente aquellos entre 12 meses y 5 años, son los más afectados. El agente causal más frecuente son los medicamentos, por lo común antidepresivos, benzodiacepinas y antiinflamatorios, siendo la ingesta oral la principal vía de exposición. Los síntomas dependen del tóxico, vía de exposición y sensibilidad propia de cada víctima. Si la evaluación inicial de la víctima es normal, se recomienda llamar al CITUC para una adecuada orientación. Si la evaluación es anormal, se debe descartar un paro cardiorrespiratorio, para luego realizar la llamada de emergencia o trasladar a la víctima al servicio de urgencia más cercano.

Referencias

1. Guía CITUC de intoxicaciones. Centro de Información Toxicológica y de medicamentos de la UC. Disponible en: http://www.cituc.cl
2. Krohmer JR, Webb M, Bond MR, Beale P, American College of Emergency Physicians, St. John Ambulance Association et al. First aid manual. Nueva York, N.Y.: Dorling Kindersley; 2001.

CAPÍTULO 11
QUEMADURAS

Gonzalo Yáñez C. · Camila Rüedi C. · Bruno Dagnino U.

Introducción

La piel es el órgano más extenso del cuerpo humano y cumple múltiples funciones, entre las que destacan el rol de barrera y protección frente al medio externo, sensibilidad, regulación de la temperatura, reparación de heridas y equilibrio del medio interno, entre otros. Cualquier daño en esta barrera, como por ejemplo las quemaduras, producen consecuencias locales y/o de varios órganos y sistemas del organismo que pueden incluso llegar a ser mortales. Afectan a personas de todas las edades y se dan tanto en países desarrollados como en vías de desarrollo.

La gravedad de una quemadura radica en parte en que, producto de la inflamación y destrucción de los tejidos, se generan grandes pérdidas de agua del medio interno, alterando el equilibrio del organismo y, finalmente, llevando a la condición de shock. Se debe tener en cuenta que una quemadura grave pone en riesgo la vida del individuo. Es por ello que la implementación correcta de los primeros auxilios y una oportuna derivación al servicio de urgencia pueden cambiar el pronóstico vital de la víctima.

Definición

Las quemaduras corresponden a lesiones de los tejidos vivos que resultan de la exposición a agentes físicos, químicos o biológicos. Estos agentes pueden producir alteraciones locales mínimas y/o llegar a comprometer todo el funcionamiento de los órganos y sistemas del organismo. Las quemaduras se producen habitualmente en forma accidental y, por lo tanto, la mayoría son prevenibles.

¿Qué agentes causan quemaduras?

Existen agentes físicos, químicos y biológicos. Dentro de los agentes físicos se encuentran el fuego directo, sólidos calientes (planchas, estufas), líquidos calientes (agua o aceite), exposición solar, congelación, radiación y electricidad. Los agentes químicos incluyen ácidos (clorhídrico o sulfúrico), álcalis (soda cáustica, cal o carburo), gasolina, derivados del petróleo, corrosivos, desecantes, etcétera. En los agentes biológicos se identifican insectos, peces, medusas y batracios.

¿Cuáles son las características de la población que sufre de quemaduras?

Más del 60% de las quemaduras ocurren en adultos entre 15 y 64 años, son causadas principalmente por fuego directo y hasta un tercio se relaciona con accidentes laborales. Los niños de hasta 4 años representan el 20% de todas las víctimas quemadas, siendo la mayoría quemaduras producidas en el hogar por líquidos o baños calientes (70%). Los adultos mayores representan el 10% del total de quemados, quienes por condiciones propias de su edad y abandono, son susceptibles a daños por líquidos calientes y fuego directo. El 10% restante está representado por el grupo de niños mayores y adolescentes, los que se queman generalmente por acelerantes o electricidad.

Evaluación de una quemadura

Al momento de enfrentarse a las quemaduras se deben evaluar tres aspectos: profundidad, extensión y localización. Estos parámetros permiten establecer la gravedad y el pronóstico de la víctima y, en consecuencia, el riesgo de morir o quedar con secuelas funcionales y/o estéticas importantes.

Profundidad

Existen varias clasificaciones para evaluar la profundidad de las quemaduras. A modo general, se pueden distinguir tres grados de quemaduras de acuerdo a la profundidad del compromiso de la piel (Figura 11-1). La importancia de esta clasificación radica en que el comportamiento de las quemaduras es evolutivo y, por lo tanto, un tratamiento oportuno y una rápida derivación a personal médico especializado pueden prevenir la mayor profundización de una quemadura.

FIGURA 11-1 • PROFUNDIDAD DE LAS QUEMADURAS: QUEMADURA DE 1ER, 2DO Y 3ER GRADO (DE ARRIBA HACIA ABAJO)

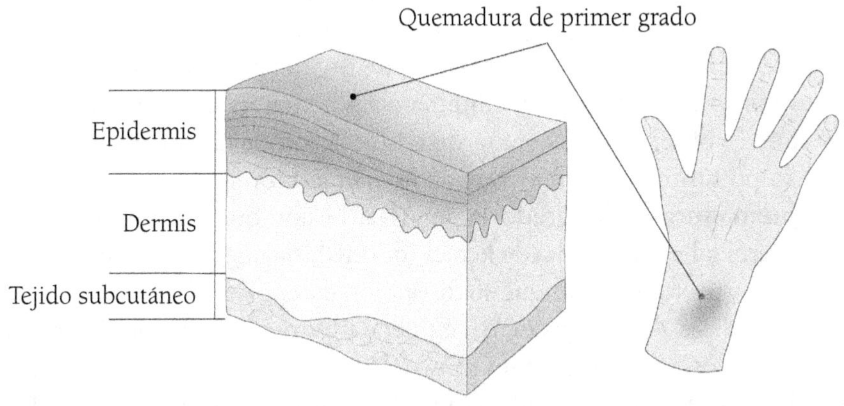

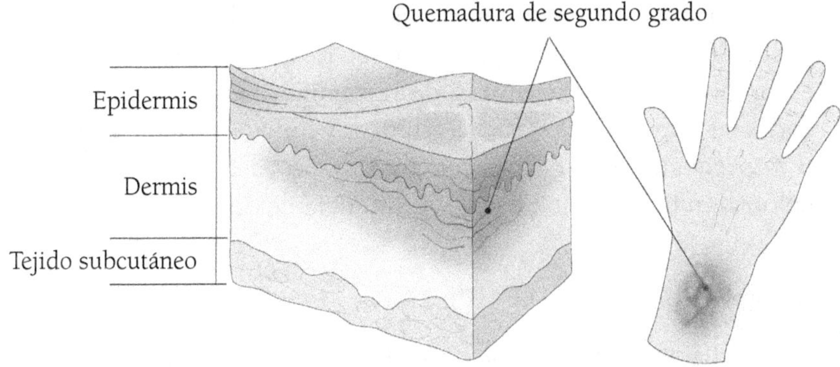

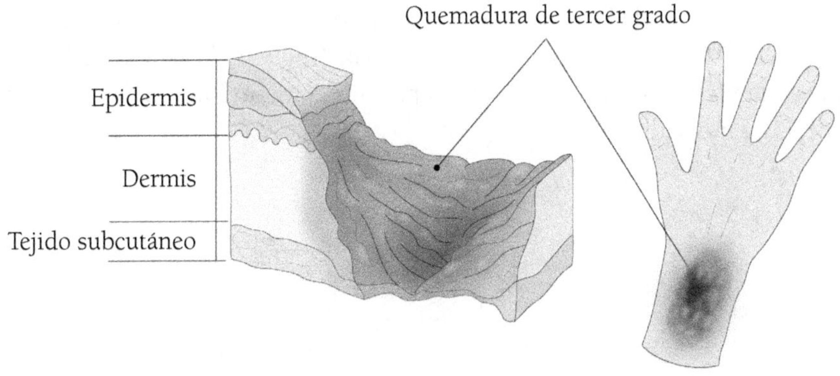

1. **Quemadura de 1er grado (tipo A):** Lesión de la capa superficial de la piel (epidermis) provocada por calor en baja intensidad por tiempo prolongado (ejemplo, exposición solar) o intensidades mayores de calor por tiempo fugaz (ejemplo, agua caliente). Generalmente no es necesario llevar a la víctima al servicio de urgencia, ya que tienden a curar espontáneamente y dejar mínima o nula secuela estética. A la inspección, se observa enrojecimiento e hinchazón de la piel, apariencia seca e importante dolor en el sitio de la quemadura.
2. **Quemadura de 2do grado (tipo AB):** Lesión que compromete la capa superficial e intermedia de la piel (dermis). Se pueden dividir en superficiales y profundas, aunque su distinción escapa del objetivo del personal no médico. A la inspección, se puede observar formación de ampollas, coloración rosa pálido y ser muy dolorosas.
3. **Quemadura de 3er grado (tipo B):** Lesión que comprende todas las capas de la piel, pudiendo dañar vasos sanguíneos superficiales y profundos, músculos, tendones, nervios e incluso huesos. Se consideran quemaduras graves y siempre requieren de atención médica. No curan espontáneamente y necesitan de tratamiento especializado y precoz, dadas las importantes secuelas estéticas y funcionales que conllevan. A la inspección, se observa piel con aspecto seco, acartonado, sin ampollas, coloración blanquecina a negra y ausencia de dolor.

Extensión

La extensión de las quemaduras determina el pronóstico vital de la víctima, es decir, la probabilidad que fallezca producto de la quemadura. Se entiende que a mayor extensión, peor pronóstico vital. Para determinarla se utiliza el porcentaje de la superficie corporal quemada y se calcula utilizando la "regla de los 9" de Wallace (Figura 11-2) o la "regla de la palma de la mano" (mano de la víctima) que corresponde aproximadamente al 1% de la superficie corporal del individuo.

FIGURA 11-2 · "REGLA DE LOS 9", REPRESENTACIÓN EN ADULTO Y NIÑO

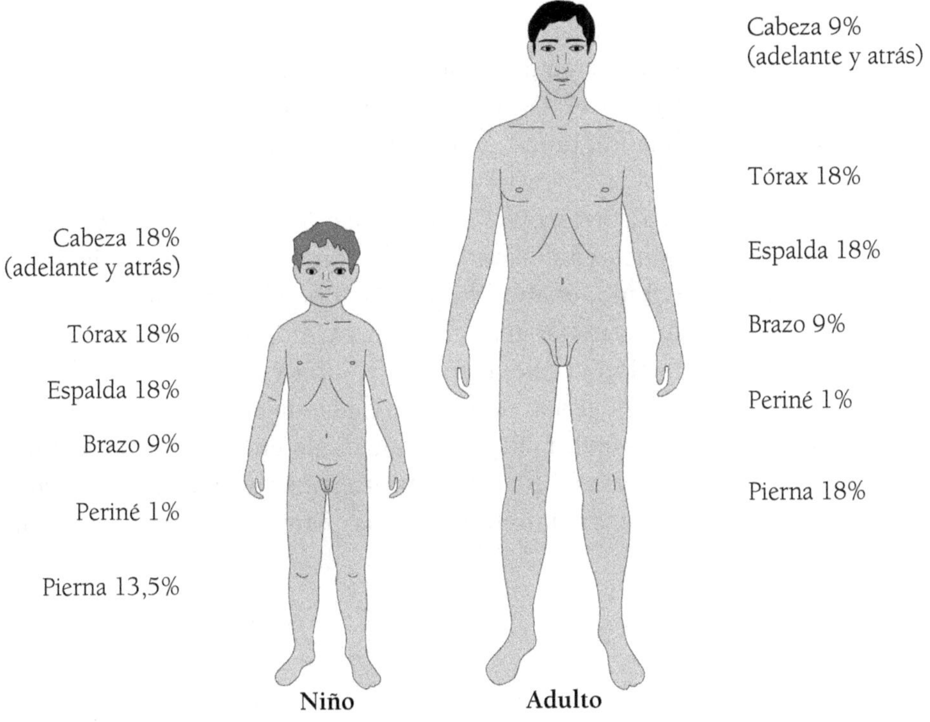

Se define como "gran quemado" cuando existe un compromiso de más del 20% de la superficie corporal. Cuando la quemadura supera el 50%, se asocia a una elevada incidencia de mortalidad.

LOCALIZACIÓN

Se distinguen zonas especiales del cuerpo humano que otorgan mayor gravedad a las quemaduras. Estas son: cara, manos, pies, zona perineal, genitales y articulaciones. Se consideran áreas especiales, dada la importancia de la secuela funcional y/o estética que pueden ocasionar en el individuo. Por ejemplo, una quemadura en el rostro puede afectar visión y vía aérea; en extremidades, si son muy profundas y/o extensas, podrían dejar secuelas invalidantes; en la zona perianal puede haber afección en el proceso de micción (orinar) y ser más propensas a infecciones, debido a la frecuente contaminación con deposiciones.

Primeros auxilios

En primer lugar, los primeros auxilios deben incluir una evaluación de acuerdo a los principios básicos de la reanimación cardiopulmonar, descritos anteriormente, para luego detener el daño, proveer alivio del dolor, cubrir la zona quemada y, eventualmente, proceder al traslado de la víctima a un servicio de urgencia.

La primera etapa corresponde a la evaluación primaria, en la cual se deben observar los signos vitales y estado de conciencia de la víctima. En caso de estar inconsciente, evaluar la respiración. Si no respira o lo hace de manera inadecuada, iniciar reanimación cardiopulmonar básica (ver Capítulo 4: "Reanimación cardiopulmonar"). Una vez descartado el paro cardiorrespiratorio, proceder a la evaluación de la vía aérea y signos vitales. La segunda etapa consiste en realizar la llamada de emergencia, la que fue descrita en capítulos anteriores. En la tercera etapa, se consideran las medidas para aliviar el dolor y evitar la progresión de las quemaduras, que se detallan a continuación.

Detener la injuria

Antes que todo, se debe evaluar la seguridad del rescatista, ya que también podría resultar quemado. El fuego se puede apagar con agua, cubriéndolo con una manta o haciendo rodar a la víctima por el suelo. Retirar la ropa lo antes posible porque esta tiende a retener el calor. Si la ropa se encuentra adherida a la piel no se debe tirar de ella, sino más bien, cortarla. Las quemaduras por asfalto o alquitrán caliente deben ser enfriadas con agua, pero no se debe remover el asfalto adherido a la piel. En caso de quemaduras eléctricas, la primera medida debe ser desconectar a la víctima de la fuente de electricidad utilizando un elemento no conductor (madera, goma, caucho).

Retiro de objetos

Se deben retirar cuidadosamente pulseras, collares, anillos, relojes, cinturones o cualquier prenda ajustada antes que la zona quemada comience el proceso de inflamación y dificulte su retiro posterior.

Enfriar la quemadura

El objetivo es remover el calor, prevenir la progresión de la lesión y reducir el dolor. Se recomienda que dentro de los primeros 20 minutos de la injuria se realice inmersión o irrigación con agua fría a aproximadamente 15 °C por hasta 20 minutos (FIGURA 11-3). Cabe destacar que la temperatura del agua potable de un hogar surge a esta temperatura. Se desaconseja el uso de agua congelada o hielo, dado que generan vasoconstricción pudiendo empeorar el daño. Además, el enfriamiento de áreas extensas del cuerpo, mayores al 10%, puede llevar a hipotermia como consecuencia de una alteración de la regulación térmica. Por ello, se recomienda cubrir a la víctima con paños o mantas limpias para evitar la pérdida de la temperatura corporal.

FIGURA 11-3 • IRRIGACIÓN DE LA QUEMADURA CON AGUA FRÍA

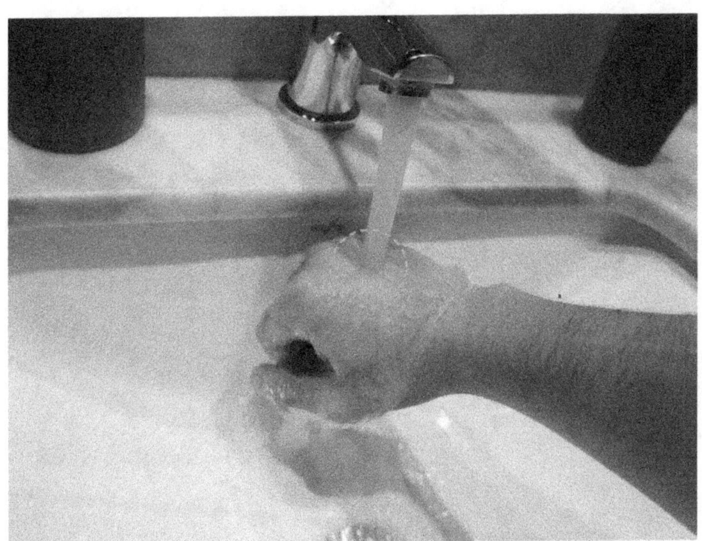

En caso de quemadura por sustancias químicas, como acelerantes, se debe desnudar al paciente, irrigar copiosamente con agua, tratar de identificar el agente causal, evitar utilizar sustancias neutralizantes y derivar oportunamente para una atención por especialista.

Cobertura de la quemadura

Los apósitos y vendas ayudan a cubrir el área quemada y mantener al paciente tibio y con menor riesgo de contaminación bacteriana. Luego de lavar la quemadura se debe cubrir con un apósito estéril o trozo de tela limpia (FIGURA 11-4). Se debe dejar el apósito reposando sobre la quemadura, evitando la compresión de esta, de modo especial en extremidades inferiores. En el caso de manos o pies se deben poner gasas entre los dedos antes de colocar la venda. Se desaconseja el uso de cualquier tipo de cremas tópicas u otras sustancias, como tela de araña, baba de caracol, preparados de hierbas medicinales, entre otros, ya que interfieren perjudicialmente en la evaluación y evolución de las quemaduras.

FIGURA 11-4 · VENDAJE DE LA QUEMADURA

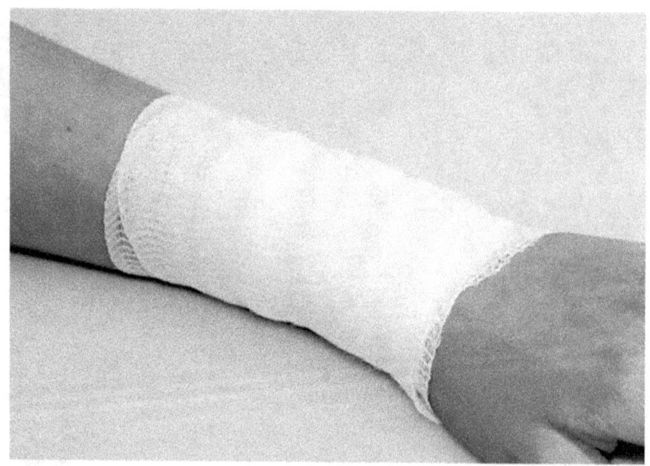

Manejo del dolor

Tanto el enfriamiento y la adecuada cobertura de la quemadura generan alivio del dolor. Como complemento, y solo en caso de quemaduras leves y superficiales, se pueden administrar fármacos de venta libre en farmacias como paracetamol 500 mg, 2 comprimidos cada 8 horas, o ibuprofeno 400-600 mg, 1 comprimido cada 4-6 horas, si no existen contraindicaciones médicas (alergia a estos medicamentos, pacientes ancianos, insuficientes renales, etcétera). Si pese al tratamiento anteriormente descrito no hay disminución del dolor se debe buscar atención médica inmediata.

¿Qué hacer con las ampollas?

Se desaconseja al público no médico romper o manipular las ampollas secundarias a una quemadura, dado el mayor riesgo de infección y daño de la zona quemada. La decisión de romperlas o no recaerá en el personal médico.

Hidratación

Únicamente en casos de individuos con quemaduras leves, superficiales y sin compromiso de conciencia se puede indicar beber agua potable con el fin de prevenir la deshidratación.

¿Cuándo la víctima requiere atención médica inmediata?

Existen casos en que el individuo quemado debe siempre ser trasladado inmediatamente al servicio de urgencias, como:

- Quemaduras que comprometan más del 10% de superficie corporal
- Toda quemadura de 3er grado, independiente de su tamaño
- Quemaduras de zonas especiales (cara, manos, pies, región perineal, genitales y articulaciones)
- Quemaduras por explosiones (estallidos, detonaciones, etcétera)
- Sospecha de quemadura de la vía aérea (quemadura por fuego, explosiones, inhalación de gases calientes, víctima con dificultad para respirar, tos con esputo color carbón, quemadura facial)
- Quemadura asociada a trauma (caída de altura, accidentes en vehículo motorizado, atropello en vía pública, entre otros)
- Quemadura eléctrica
- Víctima con compromiso de conciencia
- Niños y adultos mayores
- Quemadura que evolucione rápidamente con cambio en su color, extensión, profundidad, aparición de signos de infección o dolor que no ceda con analgesia

Prevención

La prevención constituye uno de los pilares fundamentales en el manejo de un quemado. Es conocido que aproximadamente el 90% de las quemaduras son prevenibles. Por ello, el 2002 en Gran Bretaña se inició la campaña Fire Kills (TABLA 11-1), la cual entrega 10 recomendaciones de seguridad para prevenir accidentes con fuego.

TABLA 11-1 · DIEZ RECOMENDACIONES DE SEGURIDAD PARA PREVENIR ACCIDENTES POR FUEGO

Campaña Fire Kills
Instalar alarmas de humo y chequearlas regularmente
Crear un plan de acción domiciliario para que toda la familia tenga claro dónde escapar en caso de incendio
Ser extremadamente cuidadoso al cocinar con aceite caliente
Nunca dejar velas encendidas sin observación directa
Asegurarse de apagar completamente cigarrillos y eliminarlos de forma segura
Nunca fumar en la cama
Mantener fósforos y encendedores fuera del alcance de los niños
Mantener ropa lejos de calentadores
Establecer medidas de seguridad en la cocina (adecuada ventilación, sistema de escape de gases, extintores de fuego, artefactos en buen estado, etcétera)
Dado que la mitad de las muertes en incendios domésticos ocurren en la noche (22:00 a 8:00), se debe tener especial cuidado cuando exista excesivo cansancio o se haya consumido alcohol o drogas

Para finalizar, se recomienda siempre utilizar protector solar, evitar que los niños entren a la cocina sin supervisión de un adulto responsable, no manipular elementos explosivos peligrosos (fuegos artificiales, balones de gas, estufas a parafina), tener precaución con agentes químicos y corrosivos, y lo más importante: educar al núcleo familiar sobre la prevención de quemaduras, como las recomendaciones Fire Kills.

Conclusión

Las quemaduras son lesiones de los tejidos vivos que resultan de la exposición a diferentes agentes, en que los más comunes son el fuego y líquidos calientes. La importancia de las quemaduras radica en que pueden ser potencialmente fatales o dejar secuelas funcionales y estéticas catastróficas. Cabe recordar que al evaluar un individuo quemado se debe establecer su gravedad determinando la extensión, profundidad y localización de la quemadura. Al ejecutar los primeros auxilios, el rescatista debe evaluar inicialmente los signos vitales, descartando un paro cardiorrespiratorio, para luego proceder a las medidas que buscan detener la exposición al agente causal, enfriar activamente la quemadura de la víctima y realizar cobertura precoz de la quemadura. Se debe considerar una derivación rápida y oportuna de aquellas víctimas que tienen mayor riesgo de mortalidad, dadas por las características de la quemadura: extensión, profundidad y localización. Finalmente, cabe destacar la importancia de la prevención, ya que se sabe que el 90% de las quemaduras son prevenibles, existiendo recomendaciones universales en este sentido. El uso de protector solar diario, evitar que los niños manipulen objetos calientes o químicos y la educación al núcleo familiar, entre otras medidas, logran disminuir de forma significativa el riesgo de sufrir una quemadura.

Referencias

1. Manual de primeros auxilios de la DAE. E.M Náyade Rodríguez. Revisado por María Soledad Zuzulich, directora de Salud Estudiantil. Septiembre 2011. Ver en: http://vidauniversitaria.uc.cl/proyectos/documentos/documentos/manual de primeros auxilios.pdf
2. Bobenrieth F, González JL, Léniz P, Meneses MI, Nalegach ME, Pedreros C, Pincheira R, Piñeros JL, Romaguera M, Turenne D, Valenzuela F, Valverde C, Villegas J, Whittle S. Guía clínica gran quemado. Serie guías clínicas Minsal N° 55. Chile; 2007.

3. Henríquez J, Dagnino B, Searle S. Heridas y quemaduras. Manual de patología quirúrgica. Crovari F, Manzor M, editores. Santiago: Ediciones UC; 2014.
4. Hettiaratchy S, Dziewulski, P. ABC of burns. Introduction. BMJ, 2004. 328 (7452): 1366-1368.
5. Hettiaratchy S, Dziewulski, P. ABC of burns. Pathophysiology and types of burns. BMJ. 2004; 328 (7453): 1427-1429.
6. Warner, PM, Coffee TL, Yowler CJ. Outpatient burn management. Surg Clin North Am. 2014; 94(4): 879-892.
7. Thorner CH et al. Grabb and Smith's Plastic Surgery. Sixth Edition. Filadelfia: Lippincott Williams & Wilkins Kluwer Business; 2007.

CAPÍTULO 12
ALERGIA, URTICARIA Y ANAFILAXIA

Camila Rüedi C. · Roberto Coloma D. · Juan Carlos de la Cuadra F. · Claudio Nazar J.

Introducción

Definición: Una reacción alérgica es una respuesta anormal del sistema inmune (defensa del organismo) a ciertas sustancias que comúnmente no causan daño a las personas. Por lo general, hay factores hereditarios asociados, aunque la contaminación, los vapores irritantes, el humo, el polvo y la humedad hacen que las personas estén más propensas a sufrir reacciones alérgicas.

Las sustancias desencadenantes de reacciones alérgicas, llamadas alérgenos, pueden corresponder a cualquier elemento presente en nuestro medioambiente. Los más frecuentes son plantas, polen, caspas de animales, picaduras de insecto (en especial de abeja), medicamentos y alimentos.

Alérgenos más comunes

- **Fármacos:** Antibióticos (penicilinas y sulfas), vacunas, hemoderivados (transfusiones de sangre)
- **Alimentos:** Crustáceos, leche, maní, plátano, colorantes
- **Venenos:** Avispas, abejas, arañas
- **Materiales:** Látex
- **Otros:** Polen, pasto, polvo de habitación, ácaros, caspas de animales…

Los síntomas y signos se dividen en leves, moderados y severos (Figura 12-1):

- **Leves:** Estornudos, congestión nasal (aumento de la mucosidad) y urticaria (picazón y pequeñas manchas/ronchas en algunas partes del cuerpo).
- **Moderados:** Hinchazón del rostro y los ojos (angioedema).
- **Severos:** Dificultad para respirar (secundaria a inflamación y posterior obstrucción de la vía aérea), mareos, sensación de debilidad muscular y desmayos. Una alergia severa puede llevar a una anafilaxia o shock anafiláctico, caracterizado por colapso cardiovascular y respiratorio.

FIGURA 12-1 · ANAFILAXIA Y URTICARIA

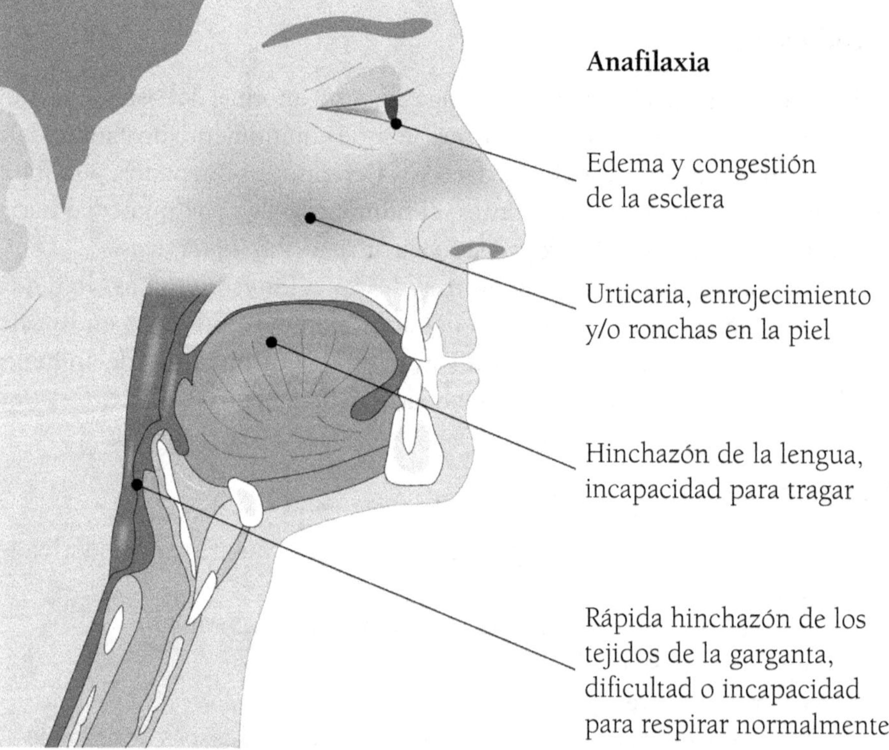

La anafilaxia es un cuadro alérgico severo y puede causar la muerte en caso de no recibir atención oportuna. Involucra alteraciones en la piel (picazón, urticaria y aumento de volumen), sistema gastrointestinal (náuseas, vómitos, dolor abdominal), sistema respiratorio (dificultad para respirar) y sistema circulatorio, provocando en este último taquicardia (pulso rápido) e hipotensión (presión arterial baja), los cuales explican los mareos, compromiso de conciencia, arritmias cardíacas y un eventual paro cardiorrespiratorio.

Los principales causantes de este tipo de reacción alérgica son los alimentos (maní, mariscos, leche, huevo) y picaduras de insectos (abeja y avispa). Los medicamentos más comunes que causan anafilaxia son los antibióticos, típicamente la penicilina, y analgésicos como ibuprofeno y aspirina.

Primeros auxilios

CAB: Lo más importante a evaluar en las personas que tienen reacciones alérgicas son la vía aérea y la respiración, siempre descartando de modo previo un paro cardiorrespiratorio. Ocasionalmente, se genera gran inflamación de la vía aérea, la cual puede obstruir el adecuado paso de aire a los pulmones, pudiendo producirse hipoxia y un posterior paro cardiorrespiratorio.

Llamada de emergencia o traslado al servicio de urgencia más cercano, en caso de personas donde se produce angioedema importante (hinchazón del rostro y los ojos), en las cuales puede comprometerse la vía aérea. También se debe llamar o trasladar rápidamente a personas con compromiso de conciencia secundario a una reacción alérgica.

Si la persona está estable (signos vitales normales):

1. **Retirar el agente causal.** Por ejemplo, retirar el aguijón de la abeja o alejar del pasto o polvo. El aguijón de abeja debe retirarse con algo firme, como una tarjeta de crédito, presionando de un lado a otro y con cuidado. Nunca utilizar pinzas, ya que se puede liberar más alérgeno.
2. **Tranquilizar a la persona.** Los cuadros alérgicos producen angustia en la víctima. Es importante darle seguridad y disminuir su ansiedad.
3. **Si la persona utiliza algún medicamento para la alergia en forma habitual, ayudar a que lo tome o se lo administre.** Existen personas que saben que son alérgicas y que, por lo general, llevan consigo sus propios antihistamínicos (clorfenamina, loratadina, desloratadina, cetirizina). Las personas que previamente han tenido un shock anafiláctico, deben portar una inyección intramuscular de epinefrina llamada epipen (FIGURA 12-2). Se le debe preguntar a la víctima si posee dicho medicamento y ayudar a administrarlo.

Es importante nunca dar medicamentos sin prescripción médica, ya que podemos agravar el cuadro.

FIGURA 12-2 · USO DE EPIPEN

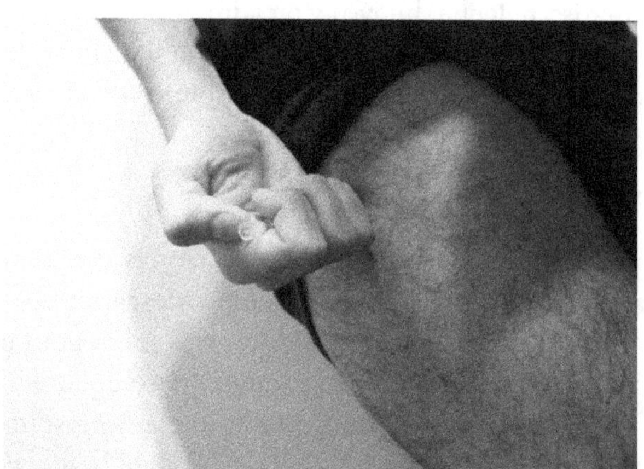

Conclusiones

Las reacciones alérgicas tienen distintas causas y manifestaciones clínicas, las cuales pueden llegar a ser muy graves. Es importante realizar la llamada de emergencia o rápido traslado al servicio de urgencia más cercano en caso de angioedema, dificultad respiratoria y/o compromiso de conciencia. En caso de una reacción alérgica, se debe retirar el agente causal, tranquilizar a la persona y ayudarla a administrarse sus medicamentos de uso habitual. Nunca dar medicamentos sin prescripción médica.

Referencias

1. Part 10.6: Anaphylaxis. Circulation. 2005 December 13; 112 (24 Suppl): IV-143-IV-145.
2. Part 14: First Aid. Circulation. 2005 December 13;112 (24 Suppl): IV-196-IV-203.
3. Manual de primeros auxilios de la DAE. E.M Náyade Rodríguez. Revisado por María Soledad Zuzulich, directora de Salud Estudiantil. Septiembre 2011. Ver en: http://vidauniversitaria.uc.cl/proyectos/documentos/documentos/manual de primeros auxilios.pdf

CAPÍTULO 13
HERIDAS Y CURACIONES

Gonzalo Yáñez C. · Sofía González C. · Elisa Claro R. · Bruno Dagnino U.

Introducción

Las heridas acompañan al hombre desde el inicio de su historia. Se describe que el hombre de Neanderthal, 60.000 años antes de Cristo (a. de C.), utilizó hierbas para el tratamiento de las quemaduras. De acuerdo al papiro de Smith, la intervención del hombre en el curso de las heridas se remonta a 5.000 años a. de C., con la participación de un sanador egipcio que realizaba curaciones aplicando una mezcla conformada por grasa animal, miel y fibras de algodón.

Cada día nos vemos enfrentados a distintos elementos y objetos que potencialmente pueden generarnos heridas, ya sea en el interior de nuestro hogar, lugar de trabajo o cuando realizamos actividades al aire libre. Las heridas afectan a toda la población, sin discriminar por sexo o edad. Para optimizar el proceso natural de cicatrización de una herida y evitar así su infección, se pueden realizar diferentes procedimientos. La curación básica es uno de ellos y puede ser aplicado tanto por personal médico como no médico. El objetivo de este capítulo es entregar información básica sobre el reconocimiento y clasificación de las heridas, describir el proceso de curación y enseñar a derivar oportunamente este tipo de lesiones en caso de ser necesario, con el fin de recibir atención por personal especializado.

Definición

Las heridas corresponden a una interrupción de la continuidad e integridad de los tejidos superficiales y/o profundos, con alteración de su estructura anatómica y funcional. Generalmente son producto de un agente traumático externo, pero también pueden ser causadas por una incisión quirúrgica, quemaduras, derivadas del estado de postración de un paciente (úlceras por presión o "escaras") o de enfermedades crónicas como la diabetes mellitus (pie diabético). El reconocimiento y manejo temprano de las heridas evita la aparición de complicaciones importantes, como hemorragias o infecciones. Cabe destacar que este capítulo se centrará en las heridas de origen traumático.

Bases teóricas

La piel es el órgano más extenso del cuerpo humano y está formado por tres capas, según profundidad: epidermis, dermis e hipodermis. Cuenta con varias estructuras anexas que incluyen los folículos pilosos, uñas, glándulas sebáceas y sudoríparas (FIGURA 13-1). Este órgano cumple múltiples funciones, entre las que destacan el rol de barrera y protección frente al medio externo, sensibilidad (tacto, presión, temperatura y dolor), regulación de la temperatura corporal, reparación de las heridas y equilibrio del medio interno, entre otras (FIGURA 13-2).

FIGURA 13-1 · CAPAS DE LA PIEL: EPIDERMIS, DERMIS E HIPODERMIS

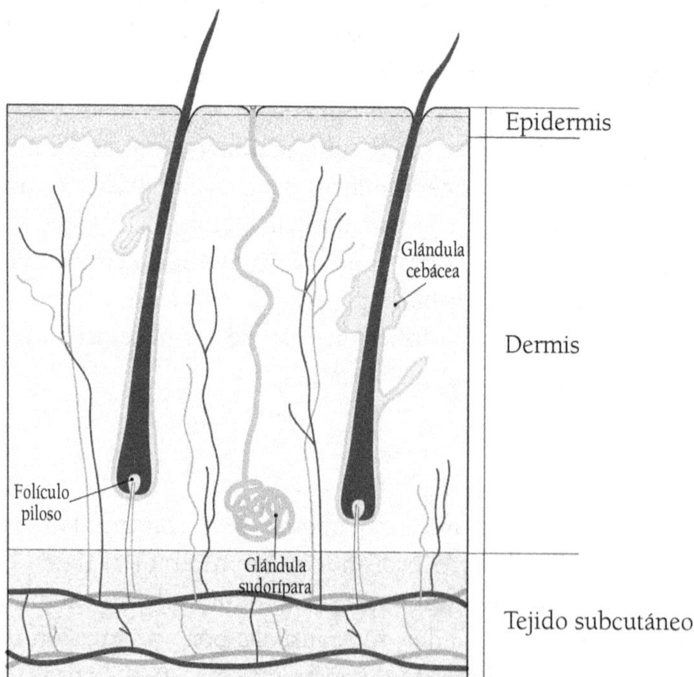

FIGURA 13-2 • REPRESENTACIÓN DE LAS FUNCIONES DE LA PIEL

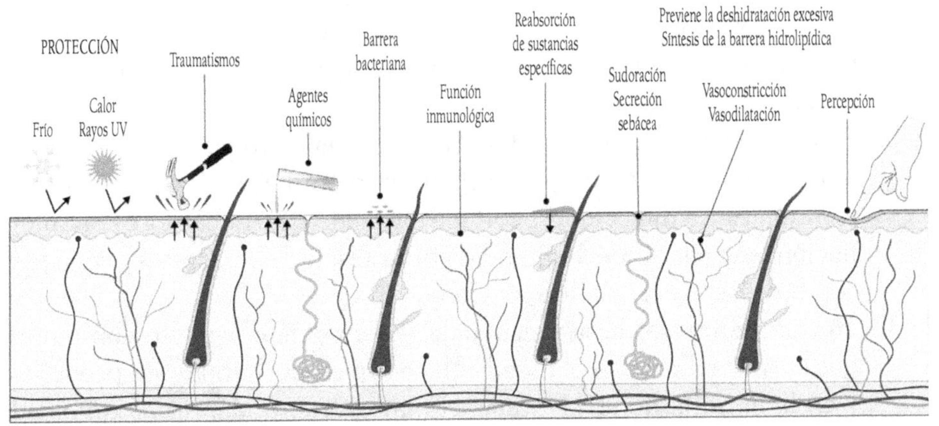

Clasificación de las heridas

Existen diversas formas de clasificar las heridas, según:

I. Tiempo de evolución
II. Mecanismo de la lesión
III. Profundidad alcanzada
IV. Grado de contaminación. Esta última no será analizada en este manual dado que su reconocimiento y tratamiento es labor del personal médico.

I. Según el tiempo de evolución

1. **Heridas agudas:** Se caracterizan por presentar un mecanismo normal y secuencial en su proceso de cicatrización, con una duración de pocas semanas. Habitualmente tienen una evolución de 3-4 semanas y podrían requerir del reconocimiento y manejo básico por el personal no médico.
2. **Heridas crónicas:** Se caracterizan por un retraso en el proceso de cicatrización, en general con una duración mayor a 12 semanas. Su importancia radica en que deben ser identificadas tempranamente y derivadas de forma oportuna para recibir tratamiento especializado por personal médico. Ejemplo: úlceras por presión o "escaras", pie diabético, úlceras varicosas de extremidades inferiores, etcétera.

II. Según el mecanismo de la lesión (Figura 13.3)

1. **Herida cortante:** Lesión producida por un objeto cortante o de bordes filosos. Se identifican por tener márgenes bien delimitados y líneas rectas. Ejemplo: herida por incisión quirúrgica, heridas por cuchillos, latas, papel, vidrios, etcétera.
2. **Herida contusa:** Lesión producida por un elemento romo (objeto plano o de bordes redondeados). Se caracterizan por tener bordes irregulares y en múltiples direcciones, con mayor tejido desvitalizado y contaminación (suciedad) que las heridas cortantes. Ejemplo: cortes por golpes con botellas, palos, piedras, etcétera.
3. **Herida punzante:** Lesión generada por un objeto agudo o con punta que entra en dirección perpendicular a la piel. Las heridas son pequeñas y en la mayoría no se identifica el punto de entrada. Su profundidad depende del elemento que produce la injuria. Siempre considerar que puede haber daño de órganos internos vecinos a la punción, por lo que comúnmente requieren de atención médica de urgencia. Ejemplo: corte penetrante con un cuchillo o una herida por punzón.
4. **Erosiones:** Lesiones superficiales con pérdida variable de las capas de la piel, producidas por mecanismos abrasivos, fuego, químicos y/o calor. Tienden a producir mucho exudado (fluido que produce la herida) y evolucionar con infección. Ejemplo: caída de una bicicleta y roce en el pavimento con pérdida de continuidad de la piel en brazos y rodillas.
5. **Contusión:** Lesión producida en los tejidos blandos superficiales por un golpe que no causa disrupción de la piel. Se caracteriza por presentar dolor, inflamación, enrojecimiento o coloración violácea de la piel. Habitualmente su tratamiento es con frío local y/o hielo envuelto en un paño. Pueden ser manejadas en el hogar y derivadas a médico en caso de evolución inadecuada o aparición de otros síntomas.
6. **Mordeduras:** Es un tipo de herida con características especiales. Son lesiones cuyo mecanismo es una mordedura que puede ser humana y/o animal. Se consideran altamente contaminadas (sucias) por los gérmenes que habitan normalmente en la boca y requieren de manejo por personal médico, el cual puede indicar tratamiento antibiótico y/o vacunación antitetánica o antirrábica. Se describen con mayor extensión en el capítulo 9: "Mordeduras".
7. **Herida por proyectil de arma de fuego:** Lesiones complejas que dependen del tipo de arma y proyectil. Se distinguen porque la lesión de la piel

no es proporcional al daño de los tejidos subyacentes. Por ejemplo, una herida por bala tendrá un pequeño orificio en la piel de la víctima, con mucho mayor daño en los órganos internos cercanos a la entrada del proyectil. Se consideran heridas contaminadas y requieren derivación rápida y oportuna al servicio de urgencia para manejo médico especializado, muchas veces quirúrgico.

FIGURA 13-3 • TIPOS DE HERIDAS:
A. PUNZANTE; B. CORTANTE; C. CONTUSA; Y D. EROSIÓN

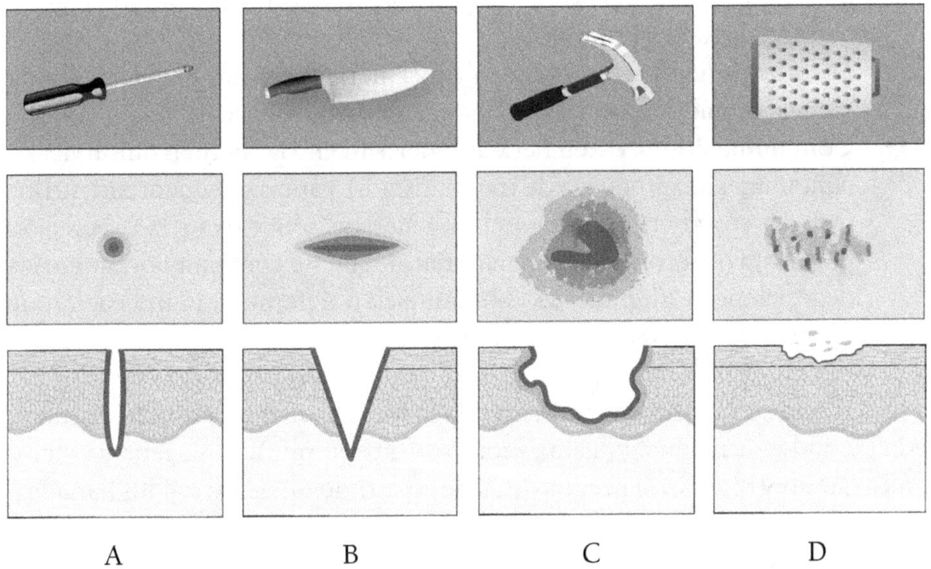

III. SEGÚN EL GRADO DE PROFUNDIDAD

1. **Herida superficial:** Lesión que solo ocasiona daño en la piel y/o tejido subcutáneo (grasa bajo la piel).
2. **Herida profunda:** Lesión que además de comprometer los tejidos superficiales anteriormente descritos, incluyen músculos y/o tendones, potencialmente lesionando vasos sanguíneos y/o nervios.
3. **Herida penetrante:** Lesión que se caracteriza por comunicar el medio externo con una cavidad interna. Ejemplos: heridas penetrantes cardíacas, torácicas o craneales.

Factores pronósticos

Existen diversos factores que determinan el pronóstico y evolución de una herida, así como la necesidad de atención médica inmediata y de tratamiento antibiótico y/o vacunación: extensión, profundidad, localización y contaminación de la herida, entre otros.

- **Extensión:** A mayor superficie comprometida, crece el riesgo de sufrir infección y retraso en el tiempo total de cicatrización.
- **Profundidad:** Mientras más profunda es la herida, mayor es el riesgo de comprometer órganos internos o estructuras nobles, como cerebro, corazón, hígado y pulmones.
- **Localización:** Determina que algunas heridas tengan mayor riesgo de secuelas como son las lesiones en manos, cara y boca.
- **Contaminación:** Existen heridas limpias (como las heridas quirúrgicas), contaminadas (producto de traumatismos) y sucias (evidentemente infectadas con abundantes desechos, tejido necrótico o muerto, secreción purulenta o en contacto con material altamente contaminado, como las deposiciones). El grado de contaminación determina la indicación de antibióticos y/o vacunas específicos.

Además, factores dependientes de la víctima, como su estado de salud, edad, estado nutricional y hábitos tóxicos (tabaquismo), son agentes adicionales que contribuirán al proceso final de cicatrización de los tejidos dañados.

Manejo de las heridas

En primer lugar, antes de iniciar el manejo específico de una herida se deben aplicar los principios básicos de reanimación cardiopulmonar básica aprendidos en capítulos anteriores y, posteriormente, una vez garantizada la estabilidad de la víctima, enfocarse en la evaluación de la herida propiamente tal. Con la identificación y derivación oportuna de una lesión compleja se favorecerá el proceso de cicatrización de forma precoz, sin complicaciones y con una cicatriz de buena calidad.

Las curaciones son procedimientos realizados sobre una herida con el objetivo de prevenir y controlar las infecciones al remover tejido necrótico y cuerpos extraños, promover la cicatrización, facilitar la eliminación del exudado, mantener un ambiente húmedo y favorecer la regeneración de los tejidos.

A continuación se describen los pasos a seguir previo a la realización de una curación básica, la que puede ser realizada por personal no médico.

1. **Evaluación primaria:** Se debe aplicar el algoritmo de paro cardiorrespiratorio y la cadena de rescate. Nunca iniciar la valoración de una herida sin haber realizado antes los pasos de la cadena de rescate descrita en capítulos anteriores.
2. **Evaluación de la hemorragia:** Una vez que esté asegurada la estabilidad de la víctima, se debe evaluar la presencia de hemorragias. Si las presenta, comprimir la zona de sangrado con múltiples apósitos, aplicando una presión constante sobre la herida. Realizar llamada de emergencia para solicitar asistencia médica.
3. **Retiro de objetos:** Sacar todo tipo de objetos que estén sobre o cerca de la herida: ropa, anillos, pulseras, relojes, entre otros. Así se logrará exponer de mejor manera la lesión, favoreciendo su valoración y evitando su contaminación.
4. **Valoración de la herida:** Observación e identificación de la lesión, buscando información acerca del mecanismo que ocasionó la herida, aspecto, tamaño, forma, profundidad, grado de contaminación, localización y eventual compromiso de otros órganos vecinos.
5. **Reunir materiales:** Lo más habitual es que no se cuente con materiales de curación en una situación de emergencia. Para anticiparnos, recomendamos preparar un botiquín que incluya los materiales de curación que se describirán más adelante. Idealmente, manténgalo en su hogar, auto o bolso de viaje.
6. **Técnica aséptica:** La técnica utilizada para realizar una curación requiere de un equipo esterilizado, es decir, sometido a un proceso que elimina los microorganismos que pudieran generar contaminación o infección.

Considerar siempre los siguientes pasos:

a. Destine una superficie limpia, seca y segura que constituya el "área limpia" donde depositará los materiales que serán empleados durante la curación.

b. Realice lavado prolijo de manos antes y después de cada procedimiento.
c. Póngase guantes estériles posterior al lavado de manos y abra los materiales a utilizar.

Heridas superficiales: ¿cómo realizar una curación básica?

Materiales

1. Bandeja para colocar el material limpio
2. Fuente limpia o riñón estéril (fuente con forma de riñón)
3. Guantes estériles
4. Suero fisiológico
5. Jeringa de 20 cc
6. Agujas (optativo para irrigación)
7. Apósitos y/o gasas estériles
8. Tijeras y pinzas estériles
9. Tela adhesiva y/o vendas

Etapas de una curación básica

1. Lavado de manos con agua y jabón antiséptico. Secado con papel limpio.
2. Colocación de guantes estériles (FIGURA 13-4). Evite tocar lo que esté fuera del material estéril.
3. Abrir el material (jeringa, suero, apósitos, etcétera) y situarlos en el área limpia.
4. Verter suero fisiológico en el riñón y tomar 20 cc con la jeringa. Si se desea irrigar a mayor presión, se puede colocar la aguja en la jeringa.
5. Irrigar la herida a presión con abundante suero fisiológico para conseguir el arrastre del tejido muerto y cuerpos extraños (tierra, piedras, vidrios, entre otros). Repetir este procedimiento varias veces, dado que la irrigación (lavado de la herida) es lejos lo más importante para evitar la infección.
6. Luego de la irrigación, se pueden utilizar antisépticos como la povidona yodada o clorhexidina. Considerar que este tipo de sustancias no son inocuos para las células de la piel, ya que si bien son bactericidas (matan bacterias), también deshidratan y dañan las células, lo que retrasa el

proceso de cicatrización. Se desaconseja su uso como medida inicial en personas sin experiencia en curación de heridas.

7. Cobertura con apósitos limpios y secos. Fijarlos con tela adhesiva o vendas, evitando el contacto directo con la herida.
8. Eliminar desechos y retirar guantes.
9. Realizar una nueva curación y cambio del o los apósitos con técnica aséptica, cuando estos estén manchados y/o húmedos, o en su defecto, una vez al día.
10. Los pasos de una curación básica en heridas superficiales se resumen en la FIGURA 13-5.

FIGURA 13-4 · TÉCNICA DE COLOCACIÓN DE GUANTES ESTÉRILES

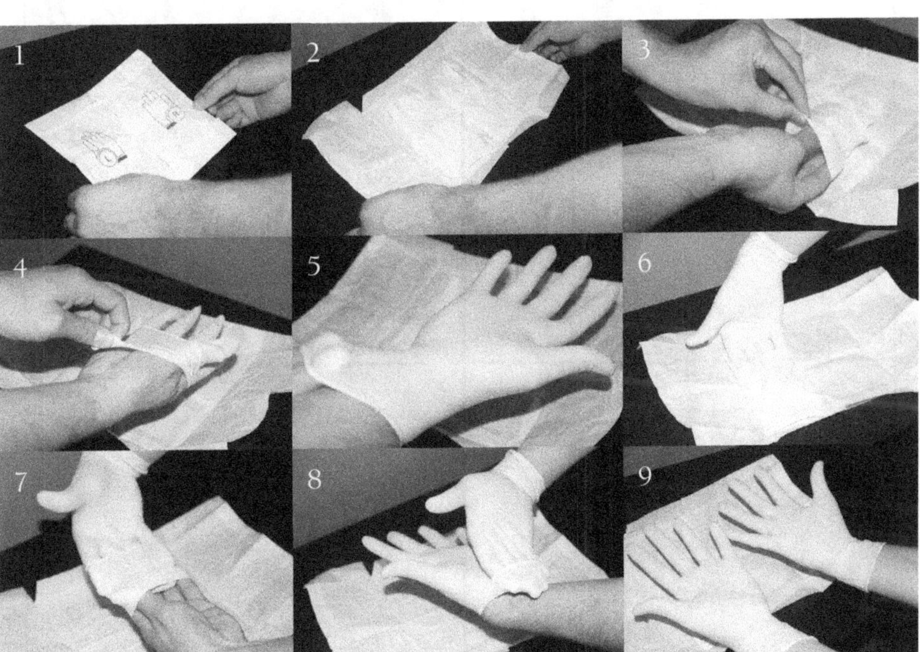

FIGURA 13-5 · PASOS DE UNA CURACIÓN BÁSICA

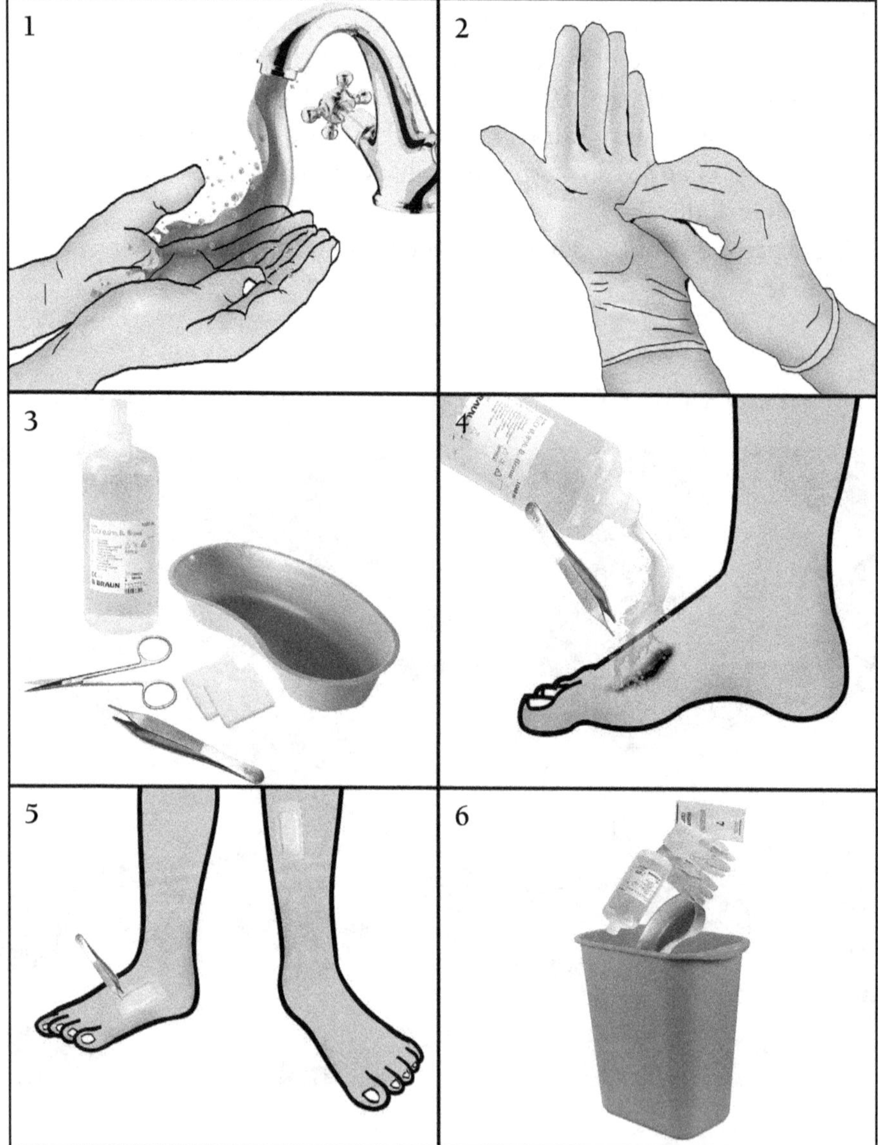

1. Lavado de manos; 2. Colocación de guantes estériles; 3. Colocar materiales de curación sobre el área limpia; 4. Irrigación de la herida con suero fisiológico; 5. Cubrir con apósitos y fijar con telas o vendas; y 6. Eliminar material contaminado.

Aspectos a considerar en una curación básica

1. **¿Se pueden usar antibióticos sin indicación médica?**
   No, se desaconseja su uso por personal no médico. Al ser administrados sin indicación de un especialista se corre el riesgo de enmascarar un cuadro infeccioso de mayor gravedad, crear resistencia de las bacterias a los antibióticos de uso común y provocar múltiples efectos adversos.
2. **¿Se recomienda el desbridamiento de la herida?**
   El desbridamiento es una técnica quirúrgica en la que se elimina el tejido muerto o necrótico de la herida. Se recomienda que sea realizado solo por personal médico o de enfermería.
3. **¿Se pueden utilizar apósitos especializados y/o soluciones antisépticas para tratar las heridas?**
   No, se recomienda que las curaciones avanzadas, ya sea con apósitos especiales o soluciones que contengan agentes antibióticos, deben ser realizadas exclusivamente por el personal de salud, ya que su empleo puede ocasionar mayores daños que beneficios en cierto tipo de heridas.

Casos especiales

A continuación, se describen algunos tipos especiales de heridas profundas que por sus características particulares y en asociación a trauma, otorgan mayor gravedad a la lesión. El rescatista debe centrarse primariamente en la reanimación de la víctima, cadena de emergencia y traslado rápido y oportuno al servicio de urgencia.

1. **Heridas lacerantes o avulsivas:** Son lesiones que comprometen los tejidos en mayor profundidad y se producen cuando estos son arrancados violentamente. Se deben irrigar con abundante suero fisiológico. Si es posible, intentar aproximar los tejidos y cubrirlos con un apósito. En caso de sangrado importante, aplicar compresión con una venda y trasladar rápidamente al servicio de urgencia. Ejemplo: atropello de alta energía en vía pública.
2. **Heridas en cara y/o cráneo:** Con frecuencia estas heridas sangran abundantemente, dada la importante irrigación sanguínea de la zona, y tienen el riesgo de asociarse a fracturas cráneo-faciales. Se debe tranquilizar a la víctima y acostarla, limpiando suavemente la herida con

gasa o tela húmeda y cubriendo con apósitos o telas limpias. Este tipo de heridas con frecuencia se asocian a fractura de cuello y/o cráneo, por lo cual es necesario su inmovilización antes del traslado. En caso de haber compromiso ocular, se recomienda realizar vendaje de ambos ojos y trasladar inmediatamente al servicio de urgencia más cercano.

3. **Amputación:** Corresponde a la extirpación de una parte o totalidad de una extremidad, generalmente en contexto de traumatismo de alta energía. El manejo inicial se centra en los principios básicos de la reanimación cardiopulmonar, por el importante riesgo de compromiso hemodinámico y shock hipovolémico secundario a la hemorragia. Se deben utilizar compresas limpias y secas para comprimir el sitio de sangrado, evitando el uso de torniquetes y trasladando rápidamente al servicio de urgencia.
4. **Heridas penetrantes de tórax y abdomen:** Producidas principalmente por elementos cortantes, punzantes o armas de fuego. En el caso del tórax, se manifiestan con dificultad para respirar, dolor, tos y salida de burbujas por la herida. Luego de realizar la evaluación primaria y activar la cadena de emergencia, se recomienda secar la herida con tela limpia, evitar introducir cualquier material por ella, cubrir rápidamente con una gasa o compresa y dejándola lo más hermética posible para impedir la entrada de aire. Finalmente, se requiere del rápido traslado de la víctima al servicio de urgencia más cercano. En el caso del abdomen, sospechar perforación del intestino con salida de su contenido, hemorragias y shock hipovolémico en cualquier herida penetrante. Se recomienda dejar a la víctima acostada de espaldas, con ambas piernas flexionadas y evitar dar líquidos o comida. En caso de salida de vísceras (intestinos y otros) a través de la herida, no se debe intentar introducirlas a la cavidad abdominal, debido al elevado riesgo de infectarlas. Solo debieran cubrirse con compresas o telas limpias y humedecidas con suero fisiológico o agua limpia, y fijarlas con venda. Trasladar a la víctima rápidamente al servicio de urgencia.

Conclusión

El reconocimiento de las características de las heridas que presenta un individuo y su adecuado manejo y curación son uno de los pilares fundamentales dentro de los primeros auxilios. Es importante conocer los diferentes tipos de heridas, mecanismos de producción y factores que pueden alterar su pronóstico.

Siempre se deben aplicar las medidas básicas de reanimación cardiopulmonar y cadena de rescate, asegurando la estabilidad de la víctima. Una vez alcanzado este objetivo, se inicia el manejo de la herida propiamente tal, considerando el tiempo de evolución, mecanismo causal, extensión, localización, profundidad y grado de contaminación. En el caso de heridas leves, cualquier persona puede realizar una curación inicial básica, siguiendo metódicamente la preparación de materiales y técnica estéril. Se recomienda que la persona que brinda los primeros auxilios, antes que todo, deba velar por su seguridad, evitando el contacto con fluidos de la víctima, realizando lavado de manos y utilizando guantes estériles. La decisión definitiva para el manejo de las heridas complejas será resorte del personal médico especializado. De lo anterior, radica la importancia de derivar oportunamente a la víctima cuando presente heridas de mayor complejidad.

Referencias

1. Ramírez R, Dagnino B. Curación de heridas. Antiguos conceptos para aplicar y entender su manejo avanzado. Cuad. Cir. 2006; 20: 92-99.
2. Henríquez J, Dagnino B, Searle S. Heridas y quemaduras. Manual de patología quirúrgica. Crovari F, Manzor M, editores. Santiago: Ediciones Universidad Católica de Chile; 2014.
3. Andrades P, Sepúlveda S. Cirugía plástica esencial (Capítulos 2 y 3). Santiago: Universidad de Chile; 2005.
4. Harper D et al. The physiology of wound healing. Surgery (Oxford). 2014 Sep; 32; 445-450.
5. Pérez C, Ourcilleón A, Farfán M, Robles C. Manejo de las heridas: toma de decisiones en el cuidado y manejo de las heridas. Recuperado del sitio web de la Pontificia Universidad Católica de Chile, Escuela de Enfermería, de http://www6.uc.cl/manejoheridas/index.html
6. Neligan PC. Plastic Surgery. Third Edition. Filadelfia, PA: Elsevier Inc.; 2013.

CAPÍTULO 14
TRAUMATISMO ENCÉFALO CRANEANO

Darío Palominos S. · Rocío Márquez Y. · Cristián Ruz L. · Víctor Vargas A.

Introducción

El traumatismo encéfalo craneano (TEC) corresponde a una lesión en el cráneo que afecta al cerebro y otras estructuras del sistema nervioso central y que puede comprometer el estado de conciencia del afectado.

Relevancia

Los traumatismos en general son la principal causa de mortalidad en jóvenes entre 20 y 25 años, siendo el TEC uno de los más importantes. Se reportan cifras de hasta 10.000 casos al año, donde la mayoría ocurren en personas jóvenes, principalmente hombres entre los 20 y los 30 años, presentando una mortalidad del 15% en los casos más graves.

Características del TEC

Es fundamental considerar que el cerebro es un órgano noble y frágil. Presenta un importante flujo sanguíneo para poder realizar todas sus funciones de manera óptima. Se encuentra protegido por un conjunto de huesos planos que conforman el cráneo. Tanto el flujo sanguíneo como la protección dada por el cráneo, se pueden comprometer en un paciente con TEC.

No todo trauma que afecte la región de la cabeza corresponde a un TEC. Para definirlo como tal es fundamental que exista compromiso del cerebro y/o de conciencia (o de las funciones cerebrales).

El cerebro sufre daño al impactar (chocar) contra las paredes del cráneo. Dicho efecto puede producirse por diversos mecanismos, entre los que destacan golpes directos, compresión del cráneo, heridas por armas de fuego o desaceleración brusca, como la que ocurre en un accidente automovilístico.

El riesgo de fractura de la columna cervical está presente en todos los traumatismos encéfalo craneanos. Lo anterior es importante ya que puede haber lesión de la médula espinal, comprometiendo varias funciones del cuerpo. Por lo anterior, se debe sospechar fractura de columna cervical en toda víctima con TEC, siendo fundamental no mover a la persona e inmovilizando precozmente el cuello en cuanto se disponga de los materiales necesarios.

Primeros auxilios en TEC

¿Cómo actuar frente a una persona que sufre un golpe en la cabeza?

Ante una emergencia que involucre a una persona con probable traumatismo encéfalo craneano, lo primero es evaluar ciertos parámetros o signos que nos sugieran riesgo vital para la víctima:

A) Compromiso de conciencia, ya sea breve o prolongado
B) Amnesia de lo sucedido, ya sea previo o posterior al accidente
C) Dolor de cabeza (cefalea) intenso
D) Vértigo o mareos
E) Náuseas y vómitos

Cuando una persona se encuentre en estado de ebriedad y presente un probable TEC, debe ser trasladada precozmente a un servicio de urgencia, ya que su condición de ebriedad no nos permitirá evaluar adecuadamente si ha sufrido o no un daño cerebral.

Cadena de rescate

Evaluar al paciente

1. **Paciente inconsciente:** Si el accidentado está inconsciente, lo primero es descartar un paro cardiorrespiratorio, evaluando la respiración. Si

no respira o respira de forma inadecuada, se debe actuar según algoritmo de reanimación cardiopulmonar (ver Capítulo 4: "Reanimación cardiopulmonar").

2. **Paciente inconsciente que respira:** Si la persona está inconsciente y respira adecuadamente, se debe actuar de la misma manera como se actuaría con un paciente inconsciente, pero evitando posicionar de lado al afectado, ya que podría tener una lesión de columna cervical, la cual podría agravarse si se moviliza a la víctima.
3. **Paciente consciente:** Si el accidentado está consciente, debe permanecer acostado y cubriendo sus heridas con un paño estéril. Se debe controlar el estado de conciencia y signos vitales frecuentemente. No se le debe dar alimentos ni agua. Además:
   - Mantener la calma y realizar la llamada de emergencia.
   - En caso necesario, protegerse a sí mismo y a otros. Por ejemplo, accidente de tránsito en una carretera.
   - Realizar una evaluación completa e inmovilizar a la víctima, priorizando la columna cervical.
   - Trasladar al servicio de urgencia más cercano solo cuando el personal de salud haya llegado al lugar del accidente.

Consideraciones

- No mover a la víctima del sitio del accidente a no ser que sea muy indispensable. De ser necesario, tres personas pueden realizar la maniobra de movimiento en bloque (Figura 14-1). Una persona toma las piernas, la segunda toma ambas caderas, cada una con una mano, y la tercera se ubica en la cabeza del accidentado y utiliza sus antebrazos como respaldo para la espalda, cabeza y cuello.
- En los pacientes que presenten un TEC con casco (motociclistas, ciclistas o skater), se recomienda no retirarlo. Se debe realizar la evaluación con el casco puesto.
- En caso de vómitos, se debe girar la cabeza en bloque con el resto del cuerpo, evitando únicamente girar el cuello. La víctima debe quedar de lado para impedir aspiración pulmonar del vómito, realizando la maniobra descrita con mucho cuidado para evitar agravar una posible lesión de columna cervical.

FIGURA 14-1 · MOVIMIENTO EN BLOQUE POR TRES PERSONAS

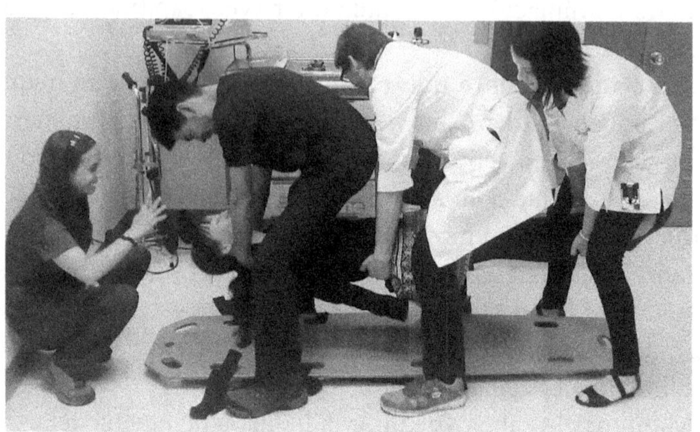

- En caso de hemorragia, se debe comprimir el sitio de sangrado, excepto cuando se sospeche que la hemorragia se asocia a una fractura de cráneo. Por ejemplo, se sospecha fractura de base de cráneo frente a un sangrado del conducto auditivo externo (otorragia).
- No se debe dar de comer ni beber al accidentado.
- No se debe retirar ningún cuerpo extraño del cráneo, aunque sobresalga a la vista, ya sea tierra, vidrio, hueso, etcétera.
- No tomar alcohol por lo menos 48 horas después de un golpe importante en la cabeza.

Signos tardíos de TEC

Son graves y requieren evaluación médica inmediata, por lo que se deben buscar activamente siempre. Pueden corresponder a la aparición de hematomas (moretones) en la región retroauricular (detrás de las orejas) (FIGURA 14-2A) y periorbitaria (alrededor de los ojos) (FIGURA 14-2B).

Estos signos se producen por acumulación de sangre, indicando la presencia de una hemorragia dentro del cráneo por una probable fractura de este. Generalmente ocurren en TEC grave, por lo que los pacientes se encontrarán en un centro asistencial al momento de la aparición. En caso contrario, se debe advertir a la persona afectada que consulte precozmente al servicio de urgencia si los signos anteriormente descritos aparecen.

Otros signos que pueden estar presentes son el sangrado nasal (epistaxis) o de oídos (otorragia). Si hay salida de líquido claro por la nariz u oídos se debe pensar que corresponde a líquido cefalorraquídeo. Ambos casos son graves y también deben recibir atención médica inmediata frente a la sospecha de fractura de base de cráneo.

FIGURA 14-2 • HEMATOMAS DETRÁS DE LAS OREJAS (A) Y ALREDEDOR DE LOS OJOS (B)

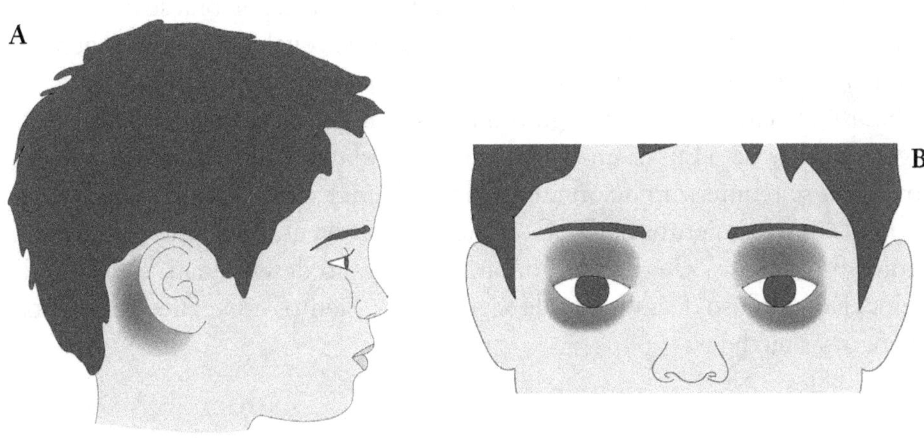

Prevención: Como muchos traumatismos encéfalo craneanos se presentan en el contexto de accidentes de tránsito, es importante recordar y recomendar lo siguiente:

- No conducir bajo efectos del alcohol o drogas
- Usar casco en caso de andar en motocicletas, skates y bicicletas
- Usar cinturón de seguridad (todos los pasajeros)
- Los ciclistas, además de casco, deben tener luces y reflectantes en su bicicleta y ropa
- No conducir a exceso de velocidad
- Usar asientos especialmente adaptados para los niños
- Utilizar automóviles con dispositivos de seguridad como airbag y barras laterales

Conclusiones

El traumatismo encéfalo craneano es una entidad relativamente frecuente y una de las causas más importantes de mortalidad en jóvenes. No todo trauma que afecte la región de la cabeza corresponde a un TEC, siendo fundamental que exista compromiso del cerebro y/o de conciencia (o de las funciones cerebrales) para su diagnóstico. Ante cualquier TEC se debe realizar la llamada de emergencia o un eventual traslado al servicio de urgencia más cercano, cuidando no mover de manera innecesaria a la víctima, pues existe un alto riesgo de lesión de columna cervical. Para trasladar a la persona se debe hacer con movimientos en bloque. Si la víctima tiene una evaluación inicial general normal, se deben buscar signos de TEC complicado, como amnesia, dolor de cabeza (cefalea) intenso, vértigo o mareos, y náuseas y vómitos; además de signos tardíos de TEC (hematomas retroauriculares y/o periorbitarios), ante los cuales se requiere atención médica inmediata. La prevención es uno de los principales tratamientos del TEC, pudiendo hacerla usando casco al conducir motos o bicicletas, y evitando conducir en estado de ebriedad, a exceso de velocidad y sin uso de cinturón de seguridad o asientos especiales para niños, entre otras medidas.

Referencias

1. Berg RA, Hemphill R, Abella BS, Aufderheide TP, Cave DM, Hazinski MF et al. Part 5: adult basic life support: 2010 American Heart Association Guidelines for Cardiopulmonary Resuscitation and Emergency Cardiovascular Care. Circulation. [Review]. 2010 Nov 2; 122 (18 Suppl 3): S685-705.
2. Manual de primeros auxilios de la DAE. E.M Náyade Rodríguez. Revisado por María Soledad Zuzulich, directora de Salud Estudiantil. Septiembre 2011. Ver en: http://vidauniversitaria.uc.cl/proyectos/documentos/documentos/manual de primeros auxilios.pdf

CAPÍTULO 15
FRACTURAS Y LESIONES MENORES

Darío Palominos S. · Cristián Ruz L. · Tomás Zamora H.

Introducción

Las fracturas corresponden a una solución de continuidad de un hueso, ya sea parcial o total, como consecuencia de una energía mecánica directa o indirecta sobre el mismo. Existen fracturas de diferentes características, algunas de las cuales detallaremos más adelante. Estas lesiones son frecuentes y requieren un manejo médico especializado; sin embargo, sus potenciales complicaciones agudas hacen fundamental un enfrentamiento esquematizado, centrándose en los primeros auxilios y el manejo de situaciones que pueden comprometer la vida de la víctima y/o requieren de algún tratamiento de manera urgente.

Características de las fracturas

Es importante recalcar que las fracturas son lesiones complejas en que no solo la estructura ósea se ve alterada, sino que frecuentemente hay un compromiso importante de los tejidos blandos que la rodean. Estas lesiones se pueden producir como consecuencia directa del trauma inicial o por el tratamiento de ellas. En nuestro contexto, las fracturas se producen por lo general ante traumas de mediana o alta energía, aunque existen situaciones en que los traumatismos de menor energía pueden producir lesiones de igual o incluso mayor complejidad.

Dentro de su clasificación, podemos encontrarnos con fracturas cerradas o expuestas. Las fracturas expuestas son aquellas en que la piel y los tejidos blandos circundantes sufren una solución de continuidad, permitiendo que el hueso tome contacto con el medioambiente. No es necesario que este se exponga totalmente, ya que muchas veces el compromiso puede ser más sutil. En la evaluación inicial de una fractura, siempre debe considerarse la exposición como una alternativa, de modo especial en aquellas fracturas con lesiones complejas de partes blandas asociadas.

Conceptualmente, y también en el ámbito médico y legal, todas las fracturas son lesiones graves. Lo anterior se debe a los riegos y potenciales complicaciones que conllevan. Dentro de las lesiones más comúnmente asociadas a una fractura, aparte del compromiso de partes blandas ya mencionado, se pueden presentar esguinces o desgarros musculares, hemorragias, daño de órganos vecinos o embolias (coágulos o material graso). A mediano y largo plazo se pueden presentar otras complicaciones, como infecciones superficiales o profundas, deformidades, artrosis u otras secuelas.

Los síntomas típicos de una fractura son:

- Dolor importante, particularmente si se toca el área afectada.
- Impotencia funcional, es decir, imposibilidad de utilizar normalmente el área comprometida. Ejemplo: no poder apoyar el pie en el suelo ni caminar de manera normal.
- Deformidad del segmento fracturado y pérdida del eje normal del hueso afectado (si era recto, ya no lo es).
- Hematoma o "moretón".
- Crépito óseo, que es un crujido que se puede escuchar suavemente o sentir con los dedos al mover la zona fracturada. No se encuentra en todas las fracturas.

Los síntomas no siempre son tan evidentes, por lo que a veces la presencia de una fractura no es un diagnóstico fácil, pudiendo confundirse con lesiones de partes blandas, como esguinces o desgarros musculares. Debido a lo anterior, es importante sospechar una fractura cuando ha habido un impacto de alta energía, o bien, un impacto de baja energía en un hueso más débil; por ejemplo, un anciano puede romperse la cadera por tropezar y caer al suelo.

Cómo realizar los primeros auxilios en una fractura

- Lo primero es descartar un paro cardiorrespiratorio, para luego evaluar el resto de los signos vitales. De manera especial, se debe descartar una posible hemorragia, ante la cual se recomienda realizar compresión directa de la zona afectada, no recomendándose el uso de torniquetes, ya que pueden comprometer la vitalidad del segmento lesionado.

- Tranquilizar a la víctima.
- Inmovilizar la zona fracturada, que es parte fundamental del manejo inicial. La inmovilización sirve para disminuir el daño a los tejidos circundantes al hueso afectado y, además, es el principal factor analgésico en el caso de una fractura inestable. El solo hecho de inmovilizar disminuye significativamente el dolor.
- Llamada de emergencia. Si las condiciones del accidentado lo permiten, se puede trasladar a la víctima a un servicio de urgencia sin necesidad de esperar la llegada de la ambulancia de rescate.
- No se recomienda dar medicamentos sin indicación médica, como tampoco cosas para comer o beber, ante la eventualidad de una cirugía como parte del manejo intrahospitalario. Cabe recordar que un procedimiento quirúrgico requiere de al menos 6 horas de ayuno.

Cuando estamos ante la presencia o sospecha de una fractura expuesta, es importante no contaminar más la herida con cremas, ungüentos, ni ningún otro tipo de compuesto. La principal intervención a realizar en el ambiente extrahospitalario es limpiar la zona afectada con suero fisiológico o agua potable mediante un mecanismo de arrastre. Además, se debe cubrir la herida con un apósito estéril y luego continuar con la inmovilización como método protector y analgésico.

Idealmente, la inmovilización debería lograrse mediante férulas especializadas para esto. Distintos tipos se encuentran disponibles habitualmente en lugares públicos (por ejemplo, férulas neumáticas que mediante el inflado mantienen inmóvil la extremidad). Si no se cuenta con ellas, una inmovilización transitoria se puede lograr mediante artículos rígidos, como revistas o cartones por dentro, y vendas elásticas por fuera para sujetarlos (FIGURA 15-1).

Algunos principios básicos para inmovilizar son:

- Comenzar por la parte más distal (zona más alejada del centro de cuerpo) para evitar acumulación de sangre.
- Usar fuerza homogénea (ni muy fuerte ni muy débil). No comprimir en exceso para evitar complicaciones por la falta de irrigación o llegada de sangre a la zona fracturada.
- Reforzar especialmente la parte que se desea inmovilizar.

- El miembro afectado debe quedar en su posición habitual luego de la inmovilización, evitando posiciones viciosas.
- El extremo final de la o las vendas se aseguran con un broche u otros materiales.

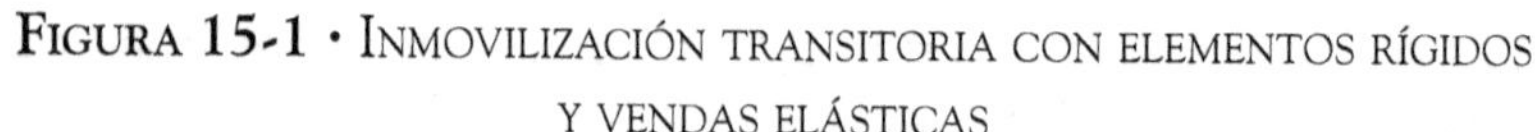

FIGURA 15-1 · INMOVILIZACIÓN TRANSITORIA CON ELEMENTOS RÍGIDOS Y VENDAS ELÁSTICAS

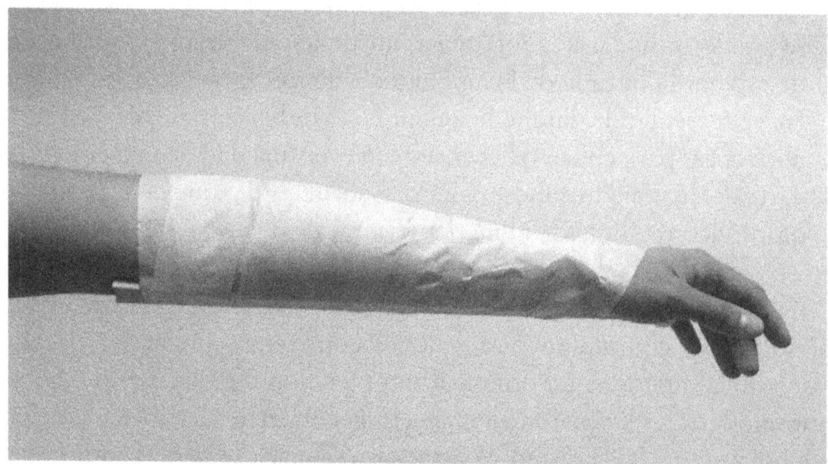

Como se mencionó anteriormente, en muchas situaciones es difícil diferenciar entre una fractura y una lesión menor (esguince, desgarro muscular, rotura de tendón, etcétera), por lo que se debe tener un alto índice de sospecha de fractura ante lesiones producidas por mecanismos de moderadas y altas energías.

Ante una fractura cerrada se recomienda seguir el mismo manejo explicado anteriormente, además de realizar las maniobras descritas en la nemotecnia **PRICE**:

P: Protección, que se logra mediante un vendaje u órtesis.
R: Reposo, no apoyar el miembro afectado.
I: Hielo, aplicar hielo lo antes posible.
C: Compresión, que se logra también con el vendaje. La finalidad es disminuir la inflamación.

E: Elevación del miembro afectado, con el propósito de disminuir la inflamación, ya que la gravedad ayuda al líquido a volver hacia la zona central del cuerpo.

Las fracturas expuestas tienen un riesgo de infección mayor que las cerradas, por lo que se requiere de un lavado especial de la lesión, que no es necesario en las fracturas cerradas.

Como se mencionó previamente, el lavado de una fractura expuesta se realiza idealmente con suero fisiológico (FIGURA 15-2), pero en caso de necesidad se puede utilizar agua potable de la llave. El lavado debe realizarse con abundante agua, mínimo 3-5 litros, y a presión. Se debe realizar de tal manera que el agua caiga sobre la herida, escurra por la lesión y siga deslizándose hacia abajo, sin frotar la herida. Esto es llamado lavado por arrastre.

FIGURA 15-2 · LAVADO CON ABUNDANTE SUERO FISIOLÓGICO SI ESTÁ DISPONIBLE O AGUA POTABLE EN SU DEFECTO

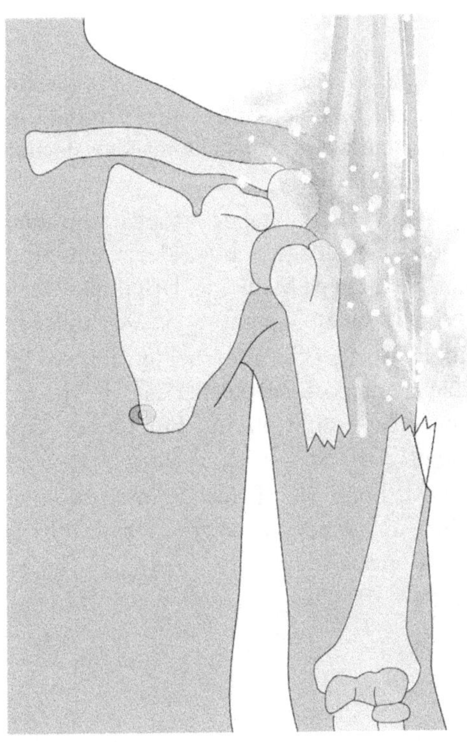

Conclusiones

Las fracturas son lesiones frecuentes y requieren un manejo médico especializado. Muchas veces es difícil diferenciarlas de lesiones menores. Es importante hacer la diferencia entre fractura cerrada y expuesta, ya que sus tratamientos son diferentes en algunos aspectos. En general, en toda fractura se debe tranquilizar al accidentado, controlar la eventual hemorragia, inmovilizar y realizar la llamada de emergencia. Si el paciente está estable puede trasladarse al servicio de urgencia más cercano. La inmovilización es un pilar de los primeros auxilios frente a una fractura, ya que evita la progresión del daño a tejidos vecinos y disminuye significativamente el dolor. Frente a una fractura cerrada, y previo a la llegada de los servicios de rescate, se debe realizar las maniobras descritas en la nemotecnia PRICE: protección, reposo, hielo, compresión y elevación. En caso de sospechar una fractura expuesta, se debe lavar con abundante suero fisiológico y asegurarse de que la víctima tenga una atención médica los más rápidamente posible.

Referencias

1. Manual de primeros auxilios de la DAE. E.M Náyade Rodríguez. Revisado por María Soledad Zuzulich, directora de Salud Estudiantil. Septiembre 2011. Disponible en: http://vidauniversitaria.uc.cl/proyectos/documentos/documentos/manual de primeros auxilios.pdf
2. Fortune J, Paulos J, Liendo C. Manual de ortopedia y traumatología. Santiago: Pontificia Universidad Católica de Chile, Departamento de Traumatología, División de Cirugía, Facultad de Medicina. Disponible en: http://escuela.med.puc.cl/publ/OrtopediaTraumatologia/Trau_Sec00_Indice.html
3. Berg RA, Hemphill R, Abella BS, Aufderheide TP, Cave DM, Hazinski MF et al. Part 5: adult basic life support: 2010 American Heart Association Guidelines for Cardiopulmonary Resuscitation and Emergency Cardiovascular Care. Circulation. [Review]. 2010 Nov 2; 122 (18 Suppl 3): S685-705.
4. Krohmer JR, Webb M, Bond MR, Beale P, American College of Emergency Physicians, St. John Ambulance Association et al. First aid manual. Nueva York, N.Y.: Dorling Kindersley; 2001.

CAPÍTULO 16
HEMORRAGIAS Y CONTROL DEL SANGRADO

Darío Palominos S. · Rocío Márquez Y. · Tomás Zamora H. · Fernando Pimentel M.

Introducción

Hemorragia es la pérdida de sangre por la ruptura de un vaso sanguíneo, sean arterias (sangrado abundante y en pulsos), venas (sangrado menos abundante y uniforme) o capilares (sangrado escaso). Pueden ser muy leves, como las frecuentes hemorragias nasales (llamadas epistaxis) o llegar a ser abundantes y letales, como la ruptura de un aneurisma de la arteria aorta, por lo que es esencial conocer el manejo de una hemorragia en cada situación, siendo relevante los primeros auxilios que un rescatista pueda realizar.

Relevancia

Si una hemorragia es muy abundante, existe el peligro de que no haya suficiente sangre para llevar oxígeno a los diferentes tejidos del organismo, situación que se denomina shock, el cual se asocia a gran riesgo vital. En el caso de que el shock se produzca debido a una hemorragia aguda y excesiva, se denominará shock hipovolémico. Por lo tanto, es muy importante tener conocimiento sobre cómo actuar en una hemorragia y así controlar adecuadamente los sangrados que podrían poner en peligro la vida del accidentado.

Manejo en primeros auxilios

Frente a cualquier hemorragia, la forma clásica de abordaje en primeros auxilios es mediante la compresión, para interrumpir la pérdida de sangre.

Cuando el sangrado afecta alguna extremidad (entiéndase pierna o brazo), hay que elevar el miembro afectado y comprimir la zona sangrante de forma enérgica (FIGURA 16-1). Esta es una medida inicial, que deberá ser reemplazada por un vendaje compresivo.

FIGURA 16-1 · ELEVAR Y COMPRIMIR LA HERIDA

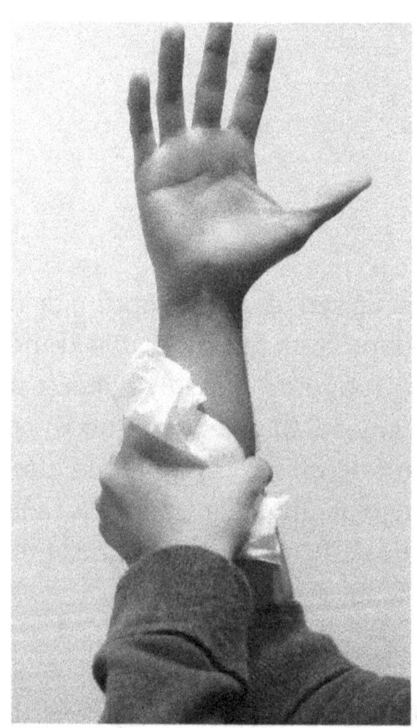

A veces no es suficiente con comprimir la zona sangrante para detener la hemorragia. En este caso se deberán buscar las zonas por donde pasan las arterias principales de las extremidades comprometidas, para comprimirlas desde ahí y detener el sangrado (como apretar una manguera para detener el paso de agua).

Es recomendado hacer este tipo de compresiones con guantes, para evitar algún tipo de contacto con la sangre de la víctima, aunque de no contar con guantes habría que proceder a mano descubierta.

Vendaje compresivo

El control de la hemorragia y vendaje se realiza con lo más limpio que se tenga al alcance, idealmente con material estéril. Muchas veces, una persona necesita de primeros auxilios por una hemorragia en situaciones en que no hay acceso a compresas estériles, por lo cual se debe improvisar con lo más limpio que se tenga en ese momento. Por ejemplo: toallas, ropa, paños de cocina, etcétera.

Lo más importante es el control de la hemorragia, el cual se realiza poniendo un apósito estéril o lo más limpio posible sobre el sitio sangrante, haciendo compresión permanente. Entiéndase por apósito un material idealmente absorbente que se utiliza para cubrir la herida. Si el primer apósito se empapa con sangre completamente, se pone un nuevo apósito sobre el primero. No se recomienda retirar el primer apósito, aunque esté repleto de sangre. Si el segundo apósito también se empapa, este se retira, sin extraer el primero (el que está en contacto con la hemorragia) y se pone un nuevo apósito sobre el primero.

Este último paso se repite constantemente. Se retira y reemplaza el último apósito puesto, no retirando nunca el primero, hasta que se controle la hemorragia.

Una vez controlado el sangrado se pone un vendaje compresivo con la finalidad de evitar una nueva hemorragia.

Vendaje compresivo: Una manera de realizarlo es doblando el material que se tenga a mano de modo que parezca una corbata desatada, es decir, una tela alargada y con unos pocos centímetros de grosor (FIGURA 16-2).

FIGURA 16-2 · VENDAJE COMPRESIVO

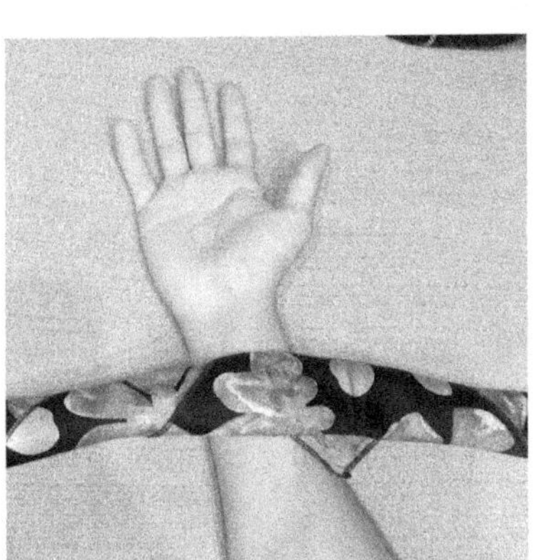

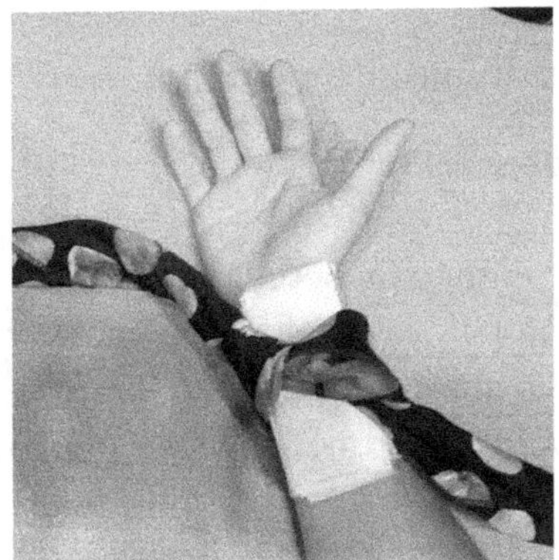

Sobre la herida se pone un apósito y se usa la "corbata desatada" para ajustarlo, dando vuelta alrededor del miembro afectado. La idea del apósito acolchado es que ejerza presión sobre la herida.

Idealmente, el apósito debe ser acolchado. Si no se cuenta con nada parecido a un apósito acolchado, se puede usar un paquete de pañuelos desechables. Además, se puede aplicar hielo sobre este vendaje compresivo. El hielo produce cierre de los vasos sanguíneos, con lo cual disminuye parcialmente el sangrado.

Sangrado en amputaciones traumáticas

Una amputación traumática corresponde a la separación total de un miembro del cuerpo en el contexto de un trauma de alta energía, es decir, algún mecanismo de fuerza mayor ejercido sobre el cuerpo. Por ejemplo, en un accidente automovilístico puede amputarse el brazo de uno de los implicados.

- El primer paso será controlar el sangrado del miembro amputado. A veces puede sangrar poco al inicio, pero luego comienza un sangrado muy importante. Este sangrado puede controlarse con un torniquete, que será explicado más adelante.
- Después de controlar el sangrado, se recoge el miembro amputado y sin lavarlo, debe meterse dentro de una bolsa plástica adecuada para el tamaño del miembro y cerrarla. Esta bolsa plástica cerrada debe introducirse dentro de otra bolsa plástica que contenga hielo en abundancia, la cual también debe ser cerrada. Este paso es muy importante, puesto que en algunas situaciones el miembro puede ser reimplantado con éxito.

Sangrado nasal (epistaxis)

El manejo del sangrado nasal consiste en:

- Sentar a la víctima en una silla o en el suelo.
- Doblar cabeza hacia adelante y abajo (no hacia atrás).
- Comprimir el tabique nasal en su porción anterior (parte de más adelante), ya que los vasos involucrados están ahí con mayor frecuencia (FIGURA 16-3).

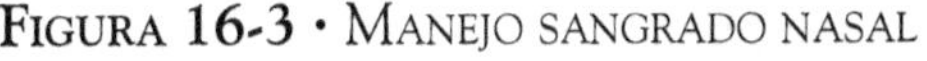
FIGURA 16-3 • MANEJO SANGRADO NASAL

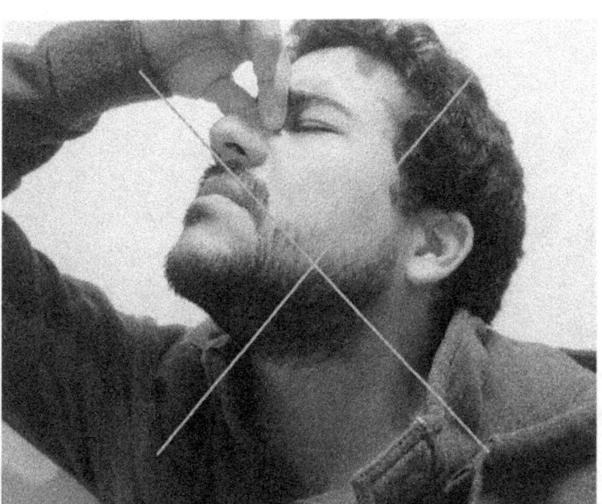

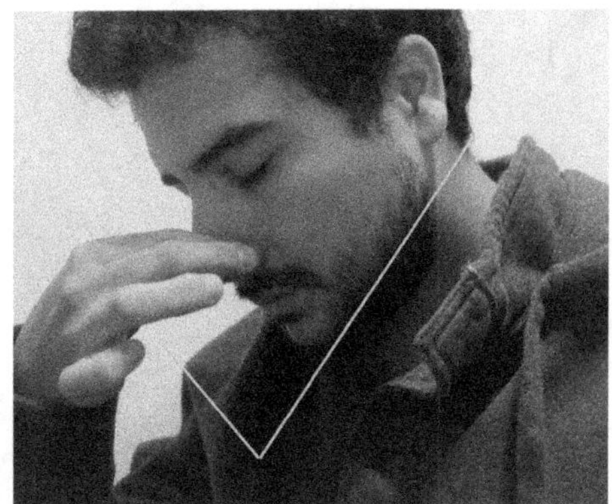

Un sangrado nasal no complicado debiera resolverse con estas maniobras en no más de 10 minutos. Si no logra controlarse, probablemente sea un sangrado nasal complicado, que no puede ser comprimido y que, si es muy importante, puede producir shock. En este caso se debe realizar la llamada de emergencia o acudir al servicio de urgencia más cercano.

Torniquete

Actualmente, el torniquete (FIGURA 16-4) no es recomendado para el manejo de cualquier hemorragia. El torniquete funciona cortando la circulación sanguínea, evitando que la sangre llegue más allá de la zona comprimida. Si bien esta maniobra detiene el sangrado, el hecho de que no llegue sangre a los tejidos, junto con otros mecanismos, puede producir daño severo (isquemia) y muerte (necrosis) de estos.

En términos generales, el torniquete no se recomienda para detener sangrados, salvo en condiciones muy severas, como una amputación traumática o imposibilidad de controlar el sangrado con compresión y que el accidentado esté entrando en un estado de shock.

La FIGURA 16-5 muestra un algoritmo para el manejo de las hemorragias.

FIGURA 16-4 · TORNIQUETE EN AMPUTACIÓN

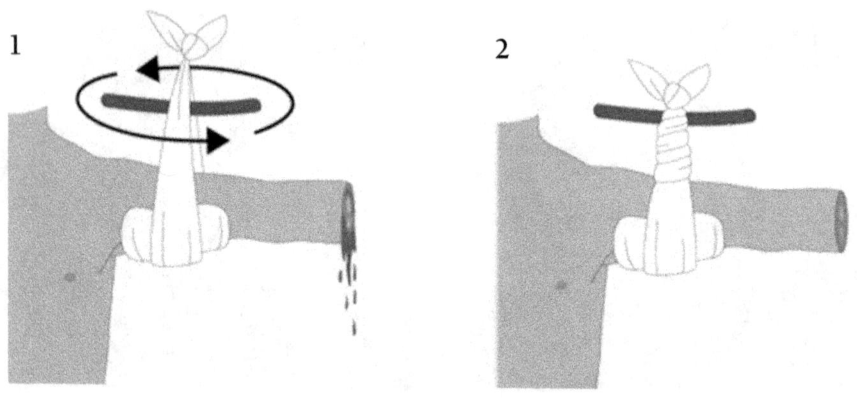

FIGURA 16-5 · ALGORITMO EN HEMORRAGIAS

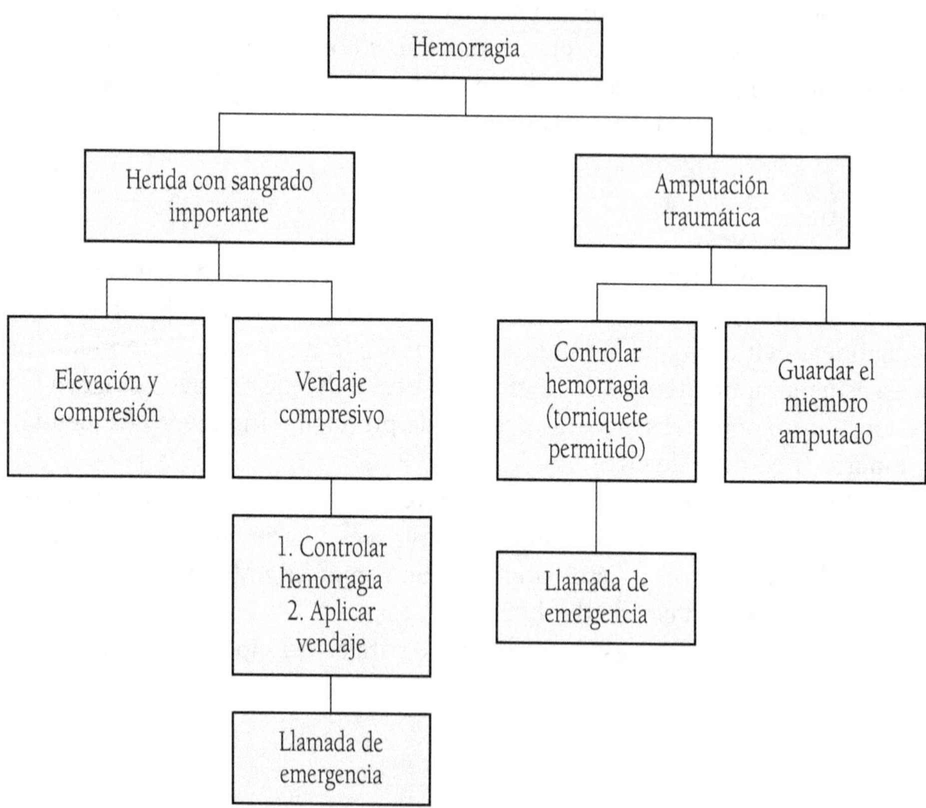

Conclusiones

Hemorragia es la pérdida de sangre por la ruptura de un vaso sanguíneo. Si es muy importante puede llevar a la víctima a un estado de shock y muerte. Para el control de las hemorragias se recomienda comprimir el sitio de sangrado y elevar la extremidad afectada. Si esto falla, se debe realizar compresión de las arterias que irrigan la zona comprometida. En ambos casos se debe efectuar un vendaje compresivo para evitar una nueva hemorragia. El sangrado nasal se maneja sentando al individuo, colocando su cabeza hacia abajo y adelante, y comprimiendo el tabique nasal. En caso de una amputación traumática se debe guardar el miembro amputado y controlar la hemorragia con un torniquete. El torniquete solo se utiliza en las amputaciones traumáticas y en caso de una hemorragia extrema, y con un paciente en shock, estando contraindicado en cualquier otro tipo de hemorragias. En las hemorragias que comprometen los signos vitales del paciente o que duren más de 10 minutos pese a las medidas descritas anteriormente, se debe realizar la llamada de emergencia o trasladar rápidamente al paciente al servicio de urgencia más cercano.

Referencias

1. Berg RA, Hemphill R, Abella BS, Aufderheide TP, Cave DM, Hazinski MF et al. Part 5: Adult basic life support: 2010 American Heart Association Guidelines for Cardiopulmonary Resuscitation and Emergency Cardiovascular Care. Circulation. [Review]. 2010 Nov 2; 122 (18 Suppl 3): S685-705.
2. Krohmer JR, Webb M, Bond MR, Beale P, American College of Emergency Physicians, St. John Ambulance Association et al. First aid manual. Nueva York, N.Y.: Dorling Kindersley; 2001.

www.ingramcontent.com/pod-product-compliance
Lightning Source LLC
LaVergne TN
LVHW061930220826
846092LV00005B/1034

* 9 7 8 9 5 6 1 4 1 7 2 7 4 *